FIBROMIALGIA

La curación es posible

Grupo **ROBIN BOOK**

Barcelona - México
Buenos Aires

DR. JOHANN A. BAUER

FIBROMIALGIA
La curación es posible

Todo sobre el origen de la enfermedad,
el diagnóstico y las terapias de la
medicina convencional

Sin dolor gracias a nuevas terapias

Traducción de Florián Hernández

alternativas
ROBIN
BOOK

ADVERTENCIA IMPORTANTE

La ciencia médica está sujeta a un desarrollo continuo, y la investigación en las universidades, clínicas y en la industria farmacéutica aporta cada día nuevos conocimientos, que se traducen en métodos terapéuticos y fármacos de nueva creación. Esta obra fue redactada con gran rigor y dedicación. Sin embargo, ni el autor ni la redacción ni la editorial pueden asumir ninguna responsabilidad respecto a la validez absoluta de las afirmaciones hechas en el presente libro. Asimismo, queda excluida cualquier tipo de responsabilidad civil del autor o de la editorial y de sus responsables en cuanto a daños y perjuicios personales, materiales o bienes se refiere. En cualquier caso, el lector está obligado a leer atentamente los prospectos de los fármacos y tener en cuenta todas las informaciones respecto a la dosis, los efectos secundarios y las contraindicaciones de los mismos. En caso de duda, debe consultarse al médico o al farmacéutico, al igual que cualquier tipo de decisión importante relativa al tratamiento siempre debe consultarse con el médico del paciente.

La presente obra y todas las partes que la integran están protegidas por los derechos de autor. Cualquier uso fuera de la ley sobre la propiedad intelectual sin el consentimiento de la editorial es ilegal y puede tener consecuencias legales. Este aspecto es especialmente importante en cuanto a la reproducciones, traducciones, registros en microfilm o almacenamiento y procesamiento informático se refiere. En los asesoramientos en materia de salud, clases y cursos, debe hacerse referencia a este libro.

Título original: *Fibromyalgie - Heilung ist Möglich*

© 2002, DroemerscheVerlagsanstalt Th. Knaur Nachf. GmbH & Co.KG, München
© 2008, Ediciones Robinbook, s. l., Barcelona
Este libro fue negociado a través de Ute Körner Literary Agent, S.L.
Diseño de cubierta: Regina Richling
Fotografía de cubierta: Gansovsky Vladislav/istockphoto
Diseño interior: Barcelona Editorial
ISBN: 978-84-7927-960-8
Depósito legal: B-36.151-2008
Impreso por Limpergraf, Mogoda, 29-31 (Can Salvatella)
    08210 Barberà del Vallès

Impreso en España - *Printed in Spain*

SUMARIO

Leitmotiv, el dolor

El dolor es algo muy particular, se trata de un fenómeno que atañe únicamente a la persona que lo sufre, a la persona afectada, que lo padece de manera horrible. En efecto, nadie puede imaginar realmente cómo es ese dolor, no se puede saber al cien por cien cómo padece una persona afectada por el dolor. Nadie puede clasificar completamente el dolor que sufre otra persona, y, aún así, el dolor tiene sentido, resulta necesario para sobrevivir.

La señal de alerta producida por un estímulo doloroso es un indicio que permite evitar o eliminar un posible peligro. Sin la sensación de dolor estaríamos inexorablemente expuestos a numerosos peligros y lesiones, muchas veces letales, por lo que no podríamos sobrevivir durante mucho tiempo.

Pero ¿qué pasa realmente si nuestro complicado sistema de seguridad frente al dolor trabaja defectuosamente, en cuanto a la percepción del dolor se refiere? ¿Qué nos sucede cuando ya no somos capaces de sentir el dolor, o si nos martirizan dolores crónicos? ¿Cómo se originan estas alteraciones? ¿Qué podemos hacer?

Las personas que sufren de dolor crónico se plantean todas estas preguntas una y otra vez, buscando desesperadamente respuestas válidas. Estas personas están obligadas a vivir el dolor cada día, a llevar una existencia dolorosa que permanece oculta para los demás. Su terrorífica verdad es cuestionada por su entorno, y su pronóstico es incierto. A estas preguntas se enfrentan especialmente las personas afectadas por un estado de dolor crónico de causas hasta hoy desconocidas, es decir, quienes padecen el síndrome de fibromialgia.

Una epidemia invisible

Si volvemos la vista atrás y contemplamos las últimas dos décadas, sin duda podríamos hablar de una epidemia, ya que en diversas regiones del mundo casi el 10 % de la población sufre de dolores crónicos de causa desconocida, o bien padece de fibromialgia. Son millones de norteamericanos y alemanes quienes la sufren, entre ellos sobre todo las mujeres. Hasta ahora, los esfuerzos de la medicina y de la ciencia para encontrar respuestas a las numerosas preguntas sobre la causa y el desarrollo de la fibromialgia han sido en vano: ¿acaso se trata de microorganismos nocivos, alteraciones del sistema inmunológico, del sistema hormonal o del sistema nervioso? Hasta ahora no existe ninguna respuesta inequívoca y, en cambio, cada vez son más las preguntas que se nos plantean.

La fibromialgia o síndrome de dolor crónico es una enfermedad que con mucha frecuencia resulta mal interpretada, y se suele diagnosticar incorrectamente. Muchos médicos especialistas y de medicina general no saben nada, o muy poco, sobre esta enfermedad, o no están familiarizados con los criterios para su diagnóstico. Muchas veces estos médicos se sienten inseguros frente a los pacientes de fibromialgia, y no pueden ofrecerles ninguna ayuda. A menudo reaccionan con rechazo, desinterés o, en el mejor de los casos, mostrando una comprensión basada en la incredulidad. Y son muchos los facultativos que día tras día incluso niegan la dolorosa realidad de quienes acuden a ellos en busca de ayuda. Resulta incluso comprensible que, dada la incapacidad terapéutica y la falta de conocimientos sobre los orígenes de esta enfermedad, ésta haga claudicar a la clase médica ante quienes la padecen. Sin embargo, la resignación de los médicos no ayuda a los afectados, bien al contrario, ya que les condena a una odisea de médico en médico que puede durar años. La opinión pública, en general, también está insuficientemente informada sobre la fibromialgia, a pesar de que esta enfermedad no sólo limita gravemente a los afectados, sino que también provoca alteraciones graves y permanentes en el entorno personal del paciente: la profesión, la relación de pareja y la vida familiar sufren como el paciente mismo. Muy a menudo, este desconocimiento provoca que las personas que padecen fibromialgia sean estigmatizadas como enfermos que fingen, enfermos imaginarios, vagos, locos o estafadores que quieren conseguir la jubilación anticipada. Sin embargo, en cualquier momento cualquiera puede verse afectado por la enfermedad. ¡La fibromialgia no hace distinciones sociales ni raciales!

La persona sufre en su totalidad

Para la medicina ha llegado el momento de cambiar sus postulados. En cuanto a la fibromialgia y muchas otras enfermedades, es imprescindible abandonar los enfoques demasiado específicos y limitados para volver a ver al hombre y su sufrimiento como un todo. Actualmente, las posibilidades terapéuticas de la fibromialgia ya van mucho más allá de una especialidad médica, pues son integrales e interdisciplinarias, e incluyen fármacos para incidir sobre el metabolismo neuronal y combatir el dolor, para lo que se recurre a la medicina naturista y alternativa, así como los complementos nutricionales, la medicina tradicional china, la fisioterapia, la psicoterapia, el yoga, la meditación y la intervención quirúrgica en los cuadrantes de dolor.

La fibromialgia es una alteración de la inseparable unidad entre el cuerpo y la psique. De momento, queda pendiente la respuesta a la pregunta de si podría deberse al actual estilo de vida trepidante, caracterizado por una despiadada exigencia profesional, por la toma de decisiones en contextos en que la presión del tiempo y las prisas nos condicionan implacablemente, en un mundo de interrelaciones altamente complicadas, y bajo un estrés continuo que exaspera o destruye la integridad física y psíquica de muchas personas. Aun así, son muchos los indicios que indican que la epidemia de fibromialgia en la sociedad postmoderna radica en unas condiciones de vida insanas.

¿Puede el genoma humano, que desde hace centenares de miles de años ha ido reaccionando frente a las condiciones de vida cambiantes a lo largo de la historia, adaptarse en tan sólo unas décadas a la velocidad imparable de la vida actual? ¿Cómo pueden ser posibles una vida y una supervivencia sanas, sin dolor, bajo un estrés físico y psíquico permanente? ¿Cómo se puede vivir relajadamente con una doble carga profesional, una permanente sobreexcitación de estímulos y una burocracia ineficaz? ¿Podremos resistir la angustia causada permanentemente por los riesgos medioambientales y la múltiple amenaza terrorista sin sufrir ningún daño?

Esperanza y ayuda

Con el presente libro, quisiera proporcionar información actualizada sobre las causas y el tratamiento de la fibromialgia a todas aquellas personas que sufran dolores crónicos, a los pacientes de fibromialgia y entre ellos, sobre todo, a las mujeres, así como a sus familiares, parejas y compañeros, pero también a los médicos y a todos los interesados. ¡Quisiera animar a los pacientes que sufren dolor para que sepan que hay una esperanza de curación! Desde hace más de diez años, muchos de mis pacientes con dolor crónico se han beneficiado de una terapia quirúrgica basada y desarrollada a partir de los conocimientos anatómicos de los puntos de acupuntura. Se trata de un procedimiento terapéutico que combina eficazmente la ciencia de la medicina convencional con la medicina tradicional china, que tiene miles de años de existencia: se trata de la intervención quirúrgica en los cuadrantes de dolor.

Ninguna terapia médica es eficiente al cien por cien, ya que afirmar lo contrario sería mentira. Aun así, con el método que he desarrollado, en la mayoría de los pacientes tratados conseguimos interrumpir con éxito el círculo vicioso que supone el sufrimiento provocado por el dolor crónico. Personas que durante años padecieron fibromialgia, sin ninguna esperanza de recibir ayuda, o que incluso habían acabado en una silla de ruedas, hoy en día pueden llevar una vida normal, tanto profesionalmente como con su pareja o familia.

Mi intención y mi profundo deseo es contribuir a mejorar el tratamiento de la fibromialgia. Por ello, este libro puede ser una ayuda para salvar a muchas personas del destino de vivir con una enfermedad como la fibromialgia y no tener ninguna esperanza de recibir ayuda.

Prof. Dr. Johann A. Bauer
Munich/Klagenfurt, 2002.

El *Homo sapiens* a toda velocidad

El síndrome de fibromialgia (SFM) es una combinación de molestias, un conjunto de síntomas el principal de los cuales es el dolor muscular generalizado, además de numerosas alteraciones funcionales, vegetativas y psíquicas.

En la actualidad, estas molestias, las diferentes manifestaciones de la fibromialgia, sólo pueden ser observadas y descritas. La gran variedad de las posibles molestias provocadas por la fibromialgia es una de las causas de la desorientación de los afectados y de los médicos que tratan a estos pacientes y se enfrentan a esta enfermedad. Hasta hoy no existe una definición convincente y útil de la fibromialgia. Por otra parte, todavía nos falta información científica fiable sobre sus causas. Esta situación también debería ser motivo para analizar brevemente el mundo en que vivimos y para plantearnos algunas preguntas de fondo.

Deberíamos preguntarnos si la vida del hombre moderno en las sociedades industriales, altamente desarrolladas, es un camino equivocado. ¿No es cierto que muchas personas han perdido la unión con el origen verdadero de sus vidas y de su ser? ¿Tienen aún valor los sentimientos y las sensaciones corporales que posibilitan nuestro contacto con el entorno y con otras personas en una época que nos exige una capacidad de decisión y actuación extremadamente rápidas? ¿Sólo son capaces de estimularnos todavía las sensaciones de los deportes extremos o la violencia? ¿No es cierto que empleamos mayoritariamente las conquistas de la ciencia y la técnica para destruir el medio ambiente, del que por otra parte depende nuestra propia existencia? ¿Nos hemos alejado de nuestras raíces existenciales? ¿Acaso no nos hemos distanciado de la unión indisoluble de nuestro origen histórico-evolutivo? ¿Puede estar sano el hombre en el que la integridad de cuerpo y espíritu (o psique) está sistemáticamente escindida?

Hace 2.300 años, el filósofo griego Platón ya se hacía la siguiente pregunta: «¿Cómo podemos saber que existimos?» Esta reflexión se interpreta como el inicio de la ciencia. Platón consideraba que el espíritu o la psique eran como el capitán que guía la nave del cuerpo. El filósofo veía en todos los fenómenos terrenales, por ejemplo en el cuerpo humano, las sensaciones, las emociones, la naturaleza y la feminidad, la condición incompleta de los mismos, que por el bien de los principios masculinos, como la mente y la razón, debían evitarse.

Siglos después, el filósofo francés René Descartes definió los principios básicos de las ciencias naturales, según los cuales la naturaleza y los seres vivos sólo son máquinas programables que siguen las leyes de las matemáticas. Durante los siglos XIX y XX, triunfó plenamente esta interpretación, que contemplaba la naturaleza y al hombre simplemente como manifestaciones mecánicas, perfectamente explicables. La espiritualidad y la integración global y natural en el cosmos se consideraban creencias indemostrables.

Desde mediados del siglo XIX, domina lo que podría llamarse medicina técnica, fundamentada en una base científica y cuya aspiración esencial es la «reparación» de las disfunciones corporales. Sin embargo, hoy no estamos en condiciones de afirmar que la medicina moderna, de acuerdo con su propio credo, haya contestado de forma convincente todas las preguntas sobre la enfermedad y la salud. A pesar de los avances, indiscutibles, muchas funciones y disfunciones del cuerpo siguen sin tener explicación alguna.

¿Por tanto, no sería ya el momento de admitir también en la medicina algo más de espiritualidad y pensamiento integral? Hay muchos indicios de que esto ya está sucediendo.

Junto con los avances de la técnica y de las ciencias naturales, el mundo moderno nos ha traído muchas ventajas, pero también una enorme destrucción. En los países industrializados modernos, muchas personas viven con un confort inimaginable para las generaciones anteriores. Ese confort se ha alcanzado en un período extraordinariamente breve comparado con lo que es la evolución de la humanidad. Pero, al mismo tiempo, muchas personas viven el distanciamiento entre su cuerpo y su entorno natural, para el que fue creado, como una carga. Las comodidades del progreso técnico exigen su precio: las ciudades están superpobladas, la delincuencia y la violencia aumentan, los riesgos medioambientales nos amenazan, las diferencias sociales se agudizan, la lucha por conseguir ventajas materiales es cada vez más dura y, en esta sociedad, aumentan sin cesar las exigencias de competitividad para las personas. ¿No es verdad que todo el mundo se queja de demasiado estrés? ¿No son cada vez más las personas que buscan el verdadero sentido de sus vidas?

La fibromialgia podría considerarse como la manifestación de una reacción del cuerpo humano frente a unas condiciones de vida sobre las que se ha perdido el control: llevamos una vida sedentaria; vivimos en espacios cerrados; estamos rodeados de una técnica cada vez más complicada, cuya comprensión y dominio se nos exige; nos nutrimos de alimentos manipulados industrialmente y respiramos el aire contaminado que nosotros mismos producimos. ¿Puede nuestro cuerpo soportar todo esto sin enfermar seriamente?

En el transcurso de los milenios, el cuerpo humano se ha ido adaptando a las condiciones cambiantes del medio externo. El contacto con nuestro entorno comporta el desarrollo de un sistema de alerta psicosomático que resulta vital para nuestra supervivencia. Fenómenos como el dolor, el deseo, la alegría o el rechazo tienen su justificación, en tanto en cuanto se trata de signos de alarma o gratificación: si nunca nos sintiéramos cansados, nos destruiríamos a nosotros mismos; si no sintiésemos nunca el dolor, no sobreviviríamos por mucho tiempo. En definitiva, las sensaciones y los sentimientos son factores muy importantes para la adaptación del hombre a las diferentes condiciones del entorno.

Es de suponer que en las próximas décadas la adaptación óptima a unas condiciones de vida drásticamente cambiantes no estará exenta de problemas. Podría ser que, sin darse cuenta de ello, muchas personas no resistan esa carga, que se sientan desbordadas y más vulnerables que otras.

Las molestias de la fibromialgia afectan a todo el cuerpo, y los resultados de las investigaciones realizadas demuestran que pueden estar afectados los sistemas más importantes del cuerpo humano (sistema nervioso, sistema hormonal, sistema inmunológico).

Es muy probable que en las personas que padecen fibromialgia exista una alteración de la capacidad de percepción, sobre todo de la percepción y el procesamiento del dolor; es decir, que el sistema de percepción del dolor puede «ponerse en marcha» ante un estímulo mínimo. Ello indica inequívocamente que los «intentos de reparación», orientados a determinados síntomas, no tienen éxito alguno en el tratamiento de la fibromialgia.

Lo que tiene que cambiar es toda la persona. Su estilo de vida debería revisarse, sobre todo en cuanto a los posibles factores de estrés, y los cambios de vida que se vayan produciendo probablemente serán de gran ayuda y más que razonables. Lo quieran o no, una parte de los *Homo sapiens* tendrán que abandonar la alta velocidad con la que han vivido hasta ahora y, por el bien de su salud, vivir la vida con más tranquilidad y calma.

El cuerpo humano dispone de un enorme poder de autocuración que debemos apoyar eficazmente. En la actualidad, son las terapias integrales y no convencionales, las que van más allá de la simple lógica reparadora de la medicina convencional, las que tienen mayores posibilidades de éxito en el tratamiento de la fibromialgia.

¿Qué es la fibromialgia?

La fibromialgia es un síndrome que se caracteriza por el dolor crónico que sufren la musculatura y sus estructuras vecinas. Los músculos y sus fascias, así como los tendones, son extraordinariamente sensibles al dolor, aunque sólo los presionemos con los dedos. Además, se puede observar toda una serie de molestias asociadas, tales como fatiga crónica, agotamiento, alteraciones del sueño, dolor de cabeza, problemas de percepción (por ejemplo, falta de sensibilidad u hormigueo), dolores articulares, problemas de memoria, dificultad para concentrarse, colon irritable, vejiga inflamada, *restless legs* (piernas inquietas), sensación de hinchazón en las manos y elevada sensibilidad al frío.

El síndrome de fibromialgia, desde luego, no es una enfermedad mortal, y los períodos de dolor crónico persistente pueden verse interrumpidos por intervalos de mejoría o incluso de ausencia completa de dolor. Por lo general, las molestias empeoran durante unos meses y a continuación se mantienen estables, dentro de una cierta gravedad, sin desaparecer nunca del todo. Casi todos los pacientes que padecen fibromialgia tienen que resignarse a vivir con una limitación de sus funciones corporales que podríamos definir como de grado medio.

Puesto que las causas de la enfermedad siguen siendo desconocidas, en el pasado este conjunto de síntomas recibió diferentes denominaciones. En el caso del síndrome de fibromialgia (SFM), los médicos todavía se refieren a ella como a una enfermedad esquelético-muscular crónica, dolorosa y de causas desconocidas.

El término fibromialgia se compone de tres raíces:

fibro-: del latín *fibra,* filamento, fibra. Nos indica la implicación de las estructuras fibrosas, tales como tendones, ligamentos y fascias.

mi- (mio-): del griego *mys, myós,* que significa músculo.

–algia: del griego αλγος, que significa dolor.

Si analizamos los diferentes nombres que antes se utilizaban para describir la fibromialgia, se constata una gran incertidumbre con respecto a la naturaleza de esta enfermedad: en efecto, se sospechaba que se trataba de una inflamación del tejido muscular (fibrositis), una enfermedad generalizada de los músculos y tendones (tendomiopatía), una enfermedad reumática (reumatismo muscular), diferentes estados de tensión anormales o disfunciones psíquicas (reumatismo psicógeno). Hasta ahora, no se ha podido demostrar de manera convincente ninguna de estas suposiciones. En primer lugar, el término fibromialgia sólo describe una sensibilidad anormal frente al dolor de la musculatura y las estructuras fibrosas vecinas.

El término «crónico» significa que las manifestaciones de una enfermedad y sus molestias existen como mínimo desde hace tres meses. Normalmente, los pacientes afectados de fibromialgia se refieren a síntomas ya presentes desde hace años, ya antes de que se realice el diagnóstico del síndrome de fibromialgia.

En medicina, el término «síndrome» indica la existencia de un patrón más o menos constante de síntomas. Muchas veces, los síndromes son estados patológicos cuya causa es desconocida o no se ha descrito, y el patrón de síntomas de la fibromialgia incluye dolores crónicos generalizados del sistema muscular y esquelético, fatiga crónica, alteraciones del sueño, puntos sensibles al dolor (*tenderpoints*), molestias provocadas por el colon irritable y depresión.

El dolor tiene muchos nombres, muchos términos equivalentes y a menudo anticuados:

Fibromialgia (*fibromyalgia* en inglés)
Síndrome de fibromialgia (SFM)
Fibrositis
Tendomiopatía generalizada
Reumatismo muscular
Síndrome de dolor miofascial
Neurastenia
Reumatismo psicógeno
Mialgia por tensión (o mialgia «tensional»)
Reumatismo por tensión (o reumatismo «tensional»)
Reumatismo extraarticular

Astenia y neurastenia

Los cuadros clínicos relacionados con una elevada sensibilidad al dolor, SFM (síndrome de fibromialgia) y SFC (síndrome de fatiga crónica), no son una invención reciente. El término médico «astenia», que describe los estados de fatiga física y psíquica, puede deberse a factores genéticos o ser adquirido a través de factores externos.

Durante la época de la revolución industrial, a mediados del siglo xix, se publicó por primera vez una investigación médica sobre los estados crónicos del agotamiento físico y psíquico, de los que se dio una descripción uniforme. El médico americano George Miller Beard (1839-1883) se interesó sobre todo por los fenómenos biológicos relacionados con la entonces recién descubierta electricidad. Además, publicó numerosas investigaciones referentes a la psicología y la patología del magnetismo animal, las adivinanzas y el espiritismo. En 1869, Beard publicó, en la revista médica de Boston, un artículo con el título *Neurastenia, o agotamiento nervioso* (*Neurastenia, or nervous exhaustion*) y con ello dio una denominación científica a los estados crónicos de fatiga.

Posteriormente se publicó en Alemania otra obra de Beard que llevaba por título *American nervousness, with its causes and consequences* (*El nerviosismo americano, sus causas y consecuencias*, 1880). Así, la «enfermedad americana» también llegó a conocerse en Europa con el término de neurastenia.

La definición de la neurastenia en el diccionario clínico de Dornblüth (1927) nos proporciona una descripción casi actual de muchos síntomas que, según el estado actual de las investigaciones, podríamos atribuir a la fibromialgia. La denominación de neurastenia se siguió utilizando en Alemania como mínimo hasta los años 1940, pero a partir de ahí cayó en el olvido. Hasta fines de los años 1980 se malinterpretaban o se ignoraban los estados de fatiga física y psíquica y de dolor crónicos. En el diccionario clínico *Pschyrembel* (1972), en la entrada del síndrome de fibrositis, sólo aparecen dos líneas; es decir, que en aquella época existía una gran confusión sobre las causas y las características de esta enfermedad.

Sólo desde 1990 existen criterios aplicables en la práctica médica que han contribuido a mejorar sustancialmente el diagnóstico de la fibromialgia. Los criterios denominados *ACR Classification Criteria* permiten diagnosticar la fibromialgia a partir de la historia previa del paciente o de sus propias indicaciones, de las radiografías y analíticas correspondientes, amén del examen de los puntos sensibles al dolor (*tender-*

points). En la entrada «fibromialgia» del *Roche Lexikon Medizin* de 1998, y sobre todo en la entrada «tendomiopatía generalizada», se describen algunas características del síndrome de fibromialgia (SFM).

Dornblüth — Diccionario clínico — 1927

Neurastenia. Debilidad, nerviosismo, una forma especial de irritabilidad con un impacto demasiado fuerte de las impresiones psíquicas, que a su vez causan manifestaciones físicas excesivamente intensas y persistentes. Con mucha frecuencia se observa también ansiedad y angustia, así como una neurosis respecto al futuro, y suele predominar la sensación de incapacidad para el rendimiento físico o intelectual. Estas manifestaciones pueden ser evidentes o quedar enmascaradas por alteraciones de la circulación sanguínea o vasomotoras, así como por otros síntomas de enfermedades somáticas, por ejemplo molestias cardíacas, estomacales, intestinales, de la vejiga, etc.

Pschyrembel — Diccionario clínico — 1972

Síndrome de fibrositis. Término que engloba las diferentes formas de reumatismo extraarticular (tejido muscular y nervioso).

Roche Lexikon Medizin — 1998

Fibromialgia. Tendomiopatía generalizada. Posiblemente relacionada con el síndrome de fatiga crónica.
Tendomiopatía generalizada (multilocal). Fibromialgia (síndrome), fibrositis, tendopatía de inserción multilocal,

27

reumatismo psicógeno (algunos autores lo consideran un cuadro clínico propio): sintomatología multilocal y mecánica inexplicable en los orígenes de los tendones y músculos (vertebrales y periféricos), altamente dolorosos a la presión, sin resultados somáticos suficientes, acompañados de alteraciones vegetativas y funcionales y, muy a menudo, de un trasfondo psicosomático evidente.

La enfermedad clandestina

El síndrome de fibromialgia es una enfermedad muy extendida y uno de los estados dolorosos más frecuentes. Ocupa el segundo lugar en el ranking de enfermedades por las que los pacientes suelen acudir al reumatólogo. Casi el 20 % de los pacientes que visitan las consultas de los reumatólogos padecen el síndrome de fibromialgia, y hay que tener en cuenta que esta enfermedad es una de las que con mayor frecuencia se diagnostican erróneamente, o simplemente no se descubren en las revisiones médicas. Sin embargo, el síndrome de fibromialgia es más frecuente que la artritis reumatoide, la epilepsia o la esclerosis múltiple. Por otra parte, estas enfermedades reciben una atención mucho mayor por parte de la opinión pública.

El síndrome de fibromialgia se observa en todas partes del mundo, y afecta de la misma manera a todas las nacionalidades y grupos étnicos, independientemente de la raza o del status social del paciente. Entre el 80 y el 90 % de los afectados son mujeres de edades comprendidas entre los 35 y los 60 años. Los niños y adolescentes de ambos sexos también pueden verse afectados, con una variación casi insignificante de sus respectivos porcentajes. En aproximadamente un 25 % de los pacientes afectados por la fibromialgia, los primeros síntomas ya podían observarse entre los 9 y los 15 años. Los resultados de los estudios realizados indican que, en cierta medida, el síndrome de fibromialgia también puede verse favorecido por una predisposición genética, ya que aproximadamente el 40 % de los pacientes que padecen fibromialgia tienen parientes directos con síntomas parecidos.

En los Estados Unidos, se estima que aproximadamente 5 millones de personas padecen fibromialgia, y en Alemania se supone que hay 1,6 millones de afectados. En Italia, se habla de entre 50.000 y 120.000 enfermos de SFM (síndrome de fibromialgia) o SFC (síndrome de fatiga crónica). En España se barajan cifras bastante similares. Los estudios realizados en Francia confirman que casi la mitad de los encuestados había padecido el síndrome de fatiga a lo largo del año, y en un 25 % de este grupo los síntomas se repetían. Casi una tercera parte de la población encuestada en París había padecido el síndrome de fatiga sin causas aparentes.

Según noticias de la prensa alemana, el síndrome de fibromialgia es una de las causas más frecuentes de incapacidad laboral o jubilación anticipada. La fibromialgia es como una epidemia secreta que causa un coste enorme a nuestro sistema sanitario, basado en el principio de solidaridad. Estas son razones más que suficientes para proporcionar una mejor información y explicación sobre esta enfermedad tan desconocida para amplios sectores de la población. Resulta sumamente urgente aumentar los esfuerzos para investigar las causas de la enfermedad y plantear nuevas hipótesis terapéuticas.

Epidemiología: ¿quién padece fibromialgia?

Aproximadamente, el 2 % de la población total.

Las mujeres padecen la enfermedad siete veces más que los hombres.

Aproximadamente, un 7 % de todas las mujeres de edad comprendida entre los 60 y los 80 años.

Cada vez son más los niños y adolescentes afectados por la fibromialgia.

En los Estados Unidos, unos 5 millones de personas padecen fibromialgia.

En España, podrían padecer fibromialgia cerca de un millón de personas. Algunos estudios cifran el número de afectados en torno a un 3 % de la población total, en su mayoría mujeres.

Diagnóstico de la fibromialgia

En el período comprendido entre 1950 y 1980, el síndrome de fibromialgia era una de las enfermedades crónicas que con mayor frecuencia se diagnosticaba erróneamente o se ignoraba, debido a la gran desorientación existente en relación al diagnóstico de esta enfermedad. En 1990, el Colegio Americano de Reumatología (American College of Rheumatology, ACR) publicó por primera vez unos criterios para el diagnóstico del síndrome de fibromialgia. Estos criterios fueron en primer lugar directrices para la investigación, pero que a la vez eran muy útiles para el diagnóstico de la fibromialgia. Estos criterios se definieron a partir de los datos que provenían de veinte clínicas diferentes de Estados Unidos y Canadá. Estos criterios diagnósticos son de fácil comprensión y aplicación. Además, dichos criterios resultan muy fiables (altamente específicos y sensitivos) y se revelaron como muy buenos para identificar a los pacientes de fibromialgia.

El diagnóstico de que estamos ante una fibromialgia puede establecerse con la ayuda del historial del paciente (anamnesis) y la exploración de los *tenderpoints*. Según los criterios diagnósticos mencionados, no son necesarias radiografías ni analíticas. En el síndrome de fibromialgia, los *tenderpoints* son puntos del cuerpo humano que frente a la presión reaccionan con dolor, y que no deben confundirse con los llamados *triggerpoints* (puntos gatillo).

Colegio Americano de Reumatología, 1990
Criterios para la clasificación de la fibromialgia

1. Historial de dolor generalizado.

Se puede hablar de dolor generalizado si se cumplen las siguientes condiciones: dolor en ambas mitades del cuerpo, dolor por encima y por debajo de la cadera. Además, los dolores también deben afectar al esqueleto axial (columna cervical, parte anterior del pecho, columna dorsal y columna lumbar). El dolor de espalda profundo debe entenderse como un dolor perteneciente al segmento inferior.

2. Dolor en 11 de 18 puntos, provocado por la palpación digital.

Definición

Durante la palpación digital, al menos en 11 de los 18 *tenderpoints* debe producirse dolor:

Parte posterior de la cabeza. En ambos extremos de los músculos suboccipitales.

Parte inferior de la nuca. En la zona anterior y a ambos lados del segmento entre C5 y C7.

Trapecio. A ambos lados y en el centro del borde superior del músculo.

Músculo supraespinoso. A ambos lados y en los extremos del músculo, por encima de la espina escapular y en la zona límite media.

Segunda costilla. A ambos lados, y lateralmente a la altura de la segunda articulación del cartílago costal.

Epicóndilo lateral. A ambos lados, a 2 cm en sentido distal del epicóndilo.

Glúteos. A ambos lados en el cuadrante superior externo de la zona de los glúteos, a la altura del pliegue muscular anterior.

Trocánter mayor. A ambos lados detrás del trocánter mayor.

Rodillas. A ambos lados en la zona media de la almohadilla adiposa, en sentido proximal hacia el pliegue articular.

La palpación digital debe realizarse con una fuerza de aproximadamente 4 kg. El *tenderpoint* en cuestión debe resultar claramente doloroso, no sólo «sensible».

Tenderpoints — Triggerpoints — Puntos placebo

Tenderpoints. Son puntos definidos topográficamente en ambos lados del cuerpo y que se localizan en los orígenes de los músculos, tendones y articulaciones. Por lo general, en los pacientes de fibromialgia la mayoría de los 18 *tenderpoints* definidos suelen ser dolorosos a la presión.

Triggerpoints. Los *triggerpoints* (puntos gatillo) son mayoritariamente endurecimientos musculares funiformes, característicos del síndrome de dolor miofascial. Al estimular los *triggerpoints* se produce dolor irradiante o contracciones musculares localizadas.

Puntos placebo. Son puntos de control indoloros (contrariamente a lo que sucede con los *tenderpoints*) localizados en la frente, en la parte distal del antebrazo y lateralmente en el cóndilo del peroné.

El diagnóstico básico de la fibromialgia abarca tanto el interrogatorio del paciente, referido a las molestias actuales y anteriores (anamnesis), como la exploración de los *tenderpoints* (puntos dolorosos a la presión). En esta exploración, el médico presiona con el pulgar o con dos o tres dedos, ejerciendo aproximadamente una fuerza de 4 kg sobre los 18 *tenderpoints*. Normalmente, el médico debe controlar también los puntos de control que no son dolorosos al dolor (puntos placebo).

Sin embargo, con frecuencia es recomendable realizar más pruebas médicas a los pacientes de dolor crónico, con el fin de excluir otras enfermedades. Estas pruebas pueden ser radiografías, analíticas u otros procedimientos diagnósticos. En el síndrome de fibromialgia no suelen existir otras enfermedades orgánicas, y las radiografías o analíticas suelen ser normales. Sobre todo, en la mayoría de los casos no existen indicios de inflamaciones o enfermedades reumáticas, que, por otra parte, tampoco se pueden comprobar. En la mayoría de los casos se puede renunciar a realizar una biopsia muscular.

En el síndrome de fibromialgia no existen alteraciones inequívocas (específicas) de las analíticas, y la mayoría de las veces los resultados de las pruebas bacteriológicas o virológicas carecen de valor diagnóstico. Es posible que la concentración de hormonas y neurotransmisores en sangre sean elevadas o bajas, y que indiquen exclusivamente una posible alteración del sistema de neurotransmisores (neurohormonas). Del mismo modo, los resultados de las pruebas referentes al sistema inmunológico (inmunología) no han aportado hasta la fecha ninguna prueba inequívoca de un posible defecto inmunológico en los pacientes de fibromialgia. Los análisis químicos realizados en laboratorios han demostrado que determinados cuerpos proteicos que atacan los tejidos del propio cuerpo (autoanticuerpos) son más frecuentes en los familiares de los afectados de fibromialgia. Este es, sobre todo, el caso de los anticuerpos contra la serotonina, los gangliósidos y los fosfolípidos, y se interpreta como un indicio en el sentido que en la fibromialgia podría intervenir algún factor hereditario.

Diagnóstico básico del síndrome de fibromialgia

Anamnesis

Dolores crónicos en el sistema muscular y esquelético

Fatiga crónica y agotamiento

Resistencia reducida

Alteraciones del sueño

Dolor de cabeza

Colon irritable o vejiga irritada

Alteraciones menstruales

Alteraciones psíquicas (alteraciones de la memoria, la concentración y el ánimo)

Tenderpoints

Como mínimo 11 de los 18 tenderpoints definidos son dolorosos a la presión.

Puntos placebo

Como máximo, tres puntos de control son dolorosos a la presión.

No existe ninguna enfermedad orgánica.

Radiografías normales.

Analíticas normales.
Los parámetros de inflamación son normales.
Los análisis de sangre diferenciales son normales.
La serología del reuma es negativa.
Las inmunoglobulinas son normales.
Las enzimas musculares son normales.
Los autoanticuerpos contra la serotonina, fosfolípidos, gangliósidos y nucléolos son positivos (entre un 30 y un 70 % de los casos).

Biopsia muscular sin resultados patológicos.

Electroencefalograma (EEG) normal
Excepción: el EEG del sueño profundo está alterado, con alteraciones en la fase No-REM.

La identificación del síndrome de fibromialgia no sólo puede resultar complicada debido a las numerosas molestias que padecen los afectados, sino también por el hecho que existen múltiples enfermedades que suelen coexistir con la fibromialgia, así como otras enfermedades que «imitan» el síndrome de fibromialgia. En medicina, la búsqueda de otras enfermedades que pudieran ser características de las molestias existentes, se llama diagnóstico diferencial. En cualquier caso, el «instinto diagnóstico» del médico es muy importante para evitar un diagnóstico incorrecto, y como consecuencia del mismo, un tratamiento erróneo o incluso perjudicial para el paciente.

Diagnóstico para excluir otras enfermedades

Inflamaciones. Velocidad de sedimentación globular (VSG), proteína C-reactiva.

Enfermedades orgánicas. Hígado (glucosa, albúmina, GPT), riñón (creatinina, albúmina, análisis de orina).

Sangre. En su totalidad, análisis de sangre diferencial.

Hormonas. Vitamina D3, prolactina, hormonas tiroideas.

Infecciones. Virus (Epstein-Barr, VIH, herpes, citomegalia, hepatitis B y C), *Borrelia, Chlamydia, Yersinia.*

Sistema inmunológico. Autoanticuerpos (AAC), anticuerpos tiroideos, inmunoglobulinas, marcadores tumorales).

Técnicas de diagnóstico por imágenes. Ultrasonido (vientre), radiografías (pecho), tomografía por resonancia magnética nuclear (RMN).

En la mayoría de los casos, en el pasado la fibromialgia fue considerada erróneamente una enfermedad inflamatoria o reumática. En realidad, entre un 20 y un 30 % de los pacientes con artritis reumatoide también sufren fibromialgia, sin que se conozcan las causas. Si la enfermedad inflamatoria de las articulaciones recibe un tratamiento adecuado, suelen mejorar las molestias causadas por la artritis, pero no las de la fibromialgia.

La fibromialgia también se ha confundido a menudo con enfermedades degenerativas de las articulaciones, o con enfermedades infecciosas (por ejemplo, con la infección causada por picadura de garrapata o la enfermedad de Lyme). Sin embargo, la migraña o el síndrome de fatiga crónica suelen considerarse en muchos casos enfermedades complementarias.

Muchos pacientes atraviesan una odisea de largos años pasando por todas las especialidades de la medicina hasta que reciben el diagnóstico correcto, es decir, que padecen fibromialgia. En función de las principales molestias que sufra el paciente, además del médico de cabecera se suele consultar también a diversos especialistas, como oftalmólogos, dentistas, otorrinolaringólogos, cardiólogos, urólogos, ginecólogos, neurólogos, psiquiatras, gastroenterólogos, endocrinólogos, traumatólogos o reumatólogos. En la mayoría de los casos, estas consultas no tienen el menor éxito. En cualquier caso, parece evidente que es necesaria una mejor información de médicos y pacientes con la máxima urgencia.

Diagnóstico diferencial de la fibromialgia: enfermedades con síntomas similares, o posibles enfermedades asociadas

Artralgia (dolores articulares)

Artrosis (osteoartritis, desgaste de las articulaciones)

Síndrome de fatiga crónica (SFC)

Enfermedades degenerativas de la columna cervical y lumbar

Depresión

Síndrome de eosinofilia-mialgia

Tendomiopatía de inserción generalizada

Fallos de las válvulas cardíacas

Infección por VIH

Hipocondría

Hipotiroidismo (función deficiente de la glándula tiroides)

Síndrome de cistitis intersticial

Síndrome del túnel carpiano

Colagenosis (síndrome de Sjögren, esclerodermia)

Enfermedad de Lyme

37

Migrañas

Enfermedad de Bechterew

Esclerosis múltiple

Síndrome de dolor miofascial

Osteoporosis

Polimialgia reumática (reuma extraarticular)

Síndrome de Raynaud

Vejiga irritada

Síndrome del colon irritable

Artritis reumatoide

Síndrome de piernas inquietas (*restless legs*)

Espondilitis anquilosante

Lupus eritematoso sistémico

Tendomiogelosis

Tendomiopatía

Christa — En el laberinto de los diagnósticos

El martirio de los dolores crónicos de Christa empezó hace más de 30 años, justamente el día en que celebró su 24 aniversario. Esta mujer joven, vitalista y atractiva se despertó con fuertes dolores en la mitad izquierda de la cara, en la zona entre las escápulas, en la región occipital y en la nuca. El dolor afectaba a toda la mitad izquierda de su cuerpo, situación especialmente dramática para una mujer zurda.

En los siguientes 35 años le dieron muchos diagnósticos, entre otros neuralgia del trigémino, artrosis en la articulación temporomandibular, brazo del golfista o aplastamiento del nervio. Asimismo, se realizaron muchos intentos terapéuticos inútiles que no tuvieron ningún éxito.

Además, el dolor empezó a extenderse a la mitad derecha de su cuerpo, sobre todo al brazo derecho y a ambas piernas, a lo que se sumaron dolores de espalda, inflamación del tendón de Aquiles, espolón calcáneo a ambos lados y una hernia inguinal en el lado derecho. Los médicos le propusieron una intervención, pero con 60 años Christa ya no quería operarse. Como consecuencia de todo ello, se estableció el diagnóstico de «alteración somatoforme», y su médico de cabecera estaba convencido de que los dolores de Crista sólo eran imaginarios. Finalmente, un reumatólogo informó a Crista de que padecía fibromialgia, diciéndole que, como era una enfermedad incurable, sólo se podía aliviar con un tratamiento antidepresivo.

Christa fue operada en el cuadrante superior izquierdo, según el nuevo método de intervención quirúrgica en los cuadrantes de dolor, después de que el diagnóstico por acupresión en el meridiano del colon y el pulmón confirmase que tenía fibromialgia. Al cabo de una semana de la operación, Christa ya notó que los dolores empezaban a remitir, y tres meses después toda la mitad superior de su cuerpo estaba libre de dolor.

Síntomas de la fibromialgia

El síndrome de fibromialgia es como un camaleón, un «maestro del disfraz», entre las enfermedades. Los síntomas y señales de alerta de la fibromialgia pueden «imitar», al me-

Frecuencia de los síntomas de la fibromialgia en pacientes de esa enfermedad y en personas sanas

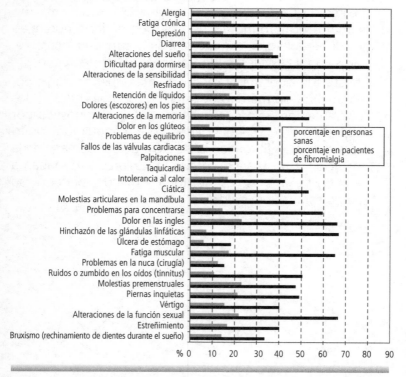

Frecuencia de los síntomas de la fibromialgia en comparación con las personas sanas (según N. Selfridge, *Freedom from fibromyalgia*, 2001).

nos, los síntomas y señales de alerta de 30 enfermedades diferentes, ya que las molestias afectan a todo el organismo y pueden asignarse a casi todos los sistemas orgánicos, además de los distintos síntomas de tipo psíquico. Por ejemplo, la fibromialgia puede presentarse con el «disfraz» de la diabetes, o de la esclerosis múltiple.

En los pacientes de fibromialgia, con frecuencia se observan molestias en sistemas orgánicos como el hígado, los riñones, el corazón, la circulación sanguínea o el intestino. También pueden sufrir alteraciones la respiración, el sistema inmunológico y hormonal o el sistema nervioso. El síndrome de fibromialgia puede afectar a cualquier persona, independientemente de su edad, etnia o clase social.

La descripción de los síntomas por parte del paciente es un factor importante para llegar a un diagnóstico correcto del síndrome de fibromialgia. Los síntomas principales son los dolores crónicos en todo el cuerpo, fatiga y agotamiento en general, una resistencia física disminuida, alteraciones del sueño, molestias en el intestino y la vejiga, así como alteraciones anímicas y sensaciones molestas.

Síntomas frecuentes del síndrome de fibromialgia

Dolores musculares crónicos

Fatiga y agotamiento generalizados

Resistencia física disminuida

Sueño no reparador

Susceptibilidad al estrés

Sensaciones molestas (miembros entumecidos, hormigueo)

Sensibilidad excesiva de la piel al tacto

Sensibilidad excesiva a los cambios de temperatura

Dolores de cabeza crónicos

Distimia (depresión)

Angustia

Estómago y colon irritables

Vejiga irritada (micción frecuente)

Molestias articulares en la mandíbula (síndrome temporomandibular)

Rigidez articular por las mañanas

Molestias premenstruales

Dolor

Los dolores crónicos en el tejido muscular y en el tejido conjuntivo son los síntomas principales del síndrome de fibromialgia. Los afectados suelen describir sus molestias con las palabras «me duele todo», ya que se quejan de dolores migratorios, profundos y corrosivos, o de dolores en forma de escozor, o de que, de repente, les parece como si de un disparo se tratase.

Estos dolores pueden percibirse como ligeros o muy acentuados, y se localizan en la parte más profunda de los músculos, tendones y ligamentos. Los dolores articulares tampoco son infrecuentes. Los dolores en todo el cuerpo (dolor generalizado) pueden ser tan fuertes que la movilidad y la capacidad de funcionamiento del organismo de la persona enferma se ven gravemente afectadas.

Normalmente, el paciente de fibromialgia se despierta por las mañanas con dolor, y sus articulaciones suelen estar rígidas (rigidez matinal). En el transcurso del día, estos dolores pueden remitir algo, pero con frecuencia suelen agravarse hacia la noche. Cuanto más se mueva el paciente, tanto mayor será su dolor. También pueden agravar el dolor el frío, la humedad, la angustia y el estrés psíquico que cada enfermo experimente individualmente. Además, muchos afectados indican que sufren contracturas y espasmos musculares, que se manifiestan sobre todo por la noche y que hacen que el paciente se despierte durante el sueño profundo.

Susanne — 15 años de dolor

Hace 15 años, Susanne jamás hubiera podido imaginar el calvario que le esperaba. En aquel entonces, con 29 años, estaba felizmente casada y tenía dos hijos. Todo empezó en una fría noche de invierno, poco antes de Navidad, cuando acababa de regresar de la peluquería, mientras charlaba animadamente con una amiga. Cuando Susanne llegó a casa, notaba como si su cabeza estuviera llena de frío, y experimentaba una desagradable sensación de piel de gallina en la cara, que se extendía a través de la nuca hasta los hombros. A la mañana siguiente, sentía un dolor que la acompañaría casi el resto de su vida. Estos dolores eran difícilmente soportables, ya que le corroían la cara, los maxilares, la mandíbula y los dientes. Debido a su estado de desesperación, Susanne se hizo extraer cuatro dientes completamente sanos, pero los dolores persistieron. Entonces comenzó la búsqueda de ayuda efectiva, las visitas de un médico a otro. Dos intervenciones quirúrgicas en el nervio trigémino de la cara (diagnóstico: neuralgia del trigémino) no dieron ningún resultado.

Mientras tanto, los dolores se expandieron poco a poco, hasta alcanzar la cabeza, la nuca y los hombros. Además, Susanne empezó a perder fuerza muscular en la mano derecha y, como consecuencia de ello, se le caían los platos, sentía un hormigueo en los dedos y la mano se le dormía constantemente. Nada conseguía combatir estos dolores, ni las numerosas visitas a los médicos, ni la toma de medicamentos.

La descarada malicia de sus suegros complicó extraordinariamente la vida a Susanne, pues a su hijo le metieron en la cabeza la idea de que se había casado con la «mujer equivocada», que, según el médico del pueblo, sufría de «dolores imaginarios». Todo ello empeoró su situación: Susanne apenas tenía ya fuerzas para caminar o para subir las escaleras.

Entonces le diagnosticaron una discopatía, y el médico le aconsejó que se operase. Incluso un neurólogo le diagnosticó esclerosis múltiple. Mientras tanto, el dolor crónico arrastró a Susanne a una depresión, acompañada de serios problemas para concentrarse. Casi 15 años después de que empezara su calvario, se le dio el diagnóstico correcto: fibromialgia.

Con la ayuda de la intervención en el cuadrante de dolor correspondiente, finalmente se consiguió un tratamiento efectivo de los dolores de Susanne. Al cabo de tres meses de la operación, los dolores en la cara, la cabeza, el hombro derecho y el brazo habían desaparecido.

Tenderpoints (puntos dolorosos a la presión)

Hace aproximadamente 20 años, los científicos descubrieron que en todo el cuerpo existían puntos inusualmente sensibles al dolor causado por la presión. Estos puntos recibieron la denominación de *tenderpoints*. En la actualidad, estos 18 puntos, distribuidos simétricamente en la mitad izquierda y derecha del cuerpo, desempeñan un papel importante en el diagnóstico del síndrome de fibromialgia. Inicialmente, según los criterios de los reumatólogos americanos, el dolor por presión de 11 de los 18 *tenderpoints* era la condición previa para ser incluido en los estudios de investigación sobre fibromialgia.

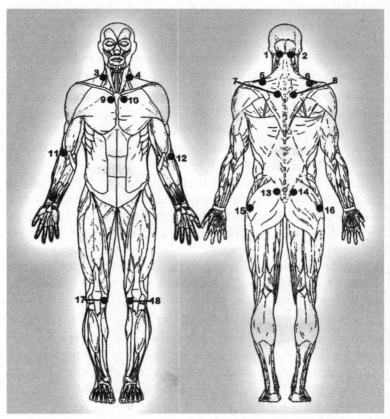

Representación esquemática de los *tenderpoints* (puntos dolorosos a la presión) en el caso de la fibromialgia: 1-2, región occipital/parte trasera de la cabeza; 3-4, zona inferior de la nuca; 5-6, trapecio; 7-8, músculo supra-espinoso; 9-10, segunda costilla; 11-12, epicóndilo lateral; 13-14, glúteos (nalgas); 15, trocánter mayor; 17-18, lado interior de las rodillas. Los puntos de control insensibles al dolor por presión se encuentran en la frente, las clavículas, el lado externo de los antebrazos, el pulgar, la parte posterior de los muslos y la parte interna de los pies (según Riegel, 2001).

45

Es posible que otras partes del cuerpo también reaccionen con dolor a la presión, pero el dolor a la presión ejercida en estos *tenderpoints* específicos distingue a los pacientes de fibromialgia de los pacientes que sufren otras enfermedades.

Los *tenderpoints* se examinan aplicando sobre ellos, con el pulgar o con dos o tres dedos, una fuerza equivalente a 4 kg, aproximadamente. Por lo general, las personas sanas no experimentan ningún dolor cuando se presiona sobre estos puntos.

Con la ayuda de la revisión de los *tenderpoints* se puede determinar cómo se distribuye la hipersensibilidad percibida a través de todo el cuerpo. El nivel de intensidad de los dolores y la distribución de los mismos pueden registrarse en el denominado índice de *tenderpoints*.

Con frecuencia sucede que un paciente de fibromialgia se queda sorprendido por la intensidad del dolor que le puede provocar la presión sobre los *tenderpoints*. Para evaluar mejor la intensidad del dolor, muchas veces se utiliza el llamado dolorímetro. A fin de poder distinguir entre el dolor en los *tenderpoints* y la falta de dolor por la presión ejercida con los dedos, a modo de control, se utilizan los puntos placebo, que generalmente no responden con dolor a la presión ejercida sobre ellos.

Los *tenderpoints* no deben confundirse con los *triggerpoints* (puntos gatillo), ya que éstos últimos son endurecimientos musculares longitudinales que al recibir presión provocan un dolor que afecta a las regiones corporales vecinas. Los *triggerpoints* son característicos para el diagnóstico del síndrome de dolor miofascial.

Alteraciones del sueño

Aproximadamente el 90 % de los pacientes de fibromialgia sufren alteraciones del sueño, o bien tienen dificultades para dormirse (alteraciones para coger el sueño), o se despiertan a menudo durante la noche, dando vueltas en la cama, y les resulta muy difícil volverse a dormir (alteraciones de la continuidad del sueño). Por la mañana suelen despertarse muy temprano. Con el tiempo, estas alteraciones del sueño tienen un efecto demoledor, y provocan muy a menudo estados de somnolencia durante el día, agotamiento, fatiga crónica y una pérdida general de rendimiento de la persona afectada.

Muchas veces, los pacientes también nos explican que tienen un sueño muy ligero, o que el más mínimo ruido les despierta, al igual que los cambios de temperatura. En cambio, otros pacientes nos cuentan que duermen bien, a pesar de que los análisis de los estudios sobre el sueño han demostrado que la calidad del sueño de los pacientes de fibromialgia es de menor calidad, aun cuando el propio paciente no lo haya detectado nunca. Aunque los patrones del sueño parezcan aparentemente normales, la calidad del sueño es sensiblemente menor cuando se trata de pacientes de fibromialgia.

Los patrones del sueño se investigan haciendo una medición de la actividad de las ondas emitidas por el cerebro durante las diferentes fases del sueño, y para ello se utiliza un electroencefalograma (EEG). Normalmente, en las fases más profundas del sueño No-REM pueden observarse ondas amplias, las llamadas ondas delta. En el caso de los pacientes de fibromialgia, muchas veces se detectan las alteraciones del sueño profundo en el EEG, en forma de ondas alfa (o *alpha*), que son planas y de alta frecuencia.

El hecho que el sueño profundo no sufra alteraciones tiene una importancia fundamental para la regeneración del cuerpo, ya que sólo si la actividad muscular cesa durante el sueño profundo resulta posible la regeneración reparadora del tejido muscular, así como del resto de tejidos corporales. Algunos investigadores piensan que las alteraciones del sueño constituyen un factor importante en el dolor muscular de los pacientes de fibromialgia, puesto que a su musculatura le falta el descanso reparador durante el sueño profundo.

Quienes padecen fibromialgia a menudo se levantan por la mañana muy cansados, «agotados» («sueño no reparador»). Muchos afectados no son conscientes de sus alteraciones del sueño, ya que durante la noche no llegan a despertarse del todo.

Sueño REM y No-REM

REM es la sigla en inglés de *rapid eye movements* (movimientos rápidos de los ojos). Se trata de un estado de sueño normal que aparece por fases y que puede durar hasta 60 minutos. Se caracteriza por movimientos oculares rápidos y abruptos.

El sueño No-REM corresponde al resto de estados normales del sueño, como por ejemplo el sueño profundo, sin los movimientos oculares rápidos y abruptos anteriormente citados.

Fatiga

La fatiga crónica es otro de los principales síntomas del síndrome de fibromialgia, y no es de extrañar que una persona con continuas alteraciones del sueño esté cansada durante el día, sobre todo por la tarde, que se sienta agotada, sencillamente porque carece del efecto reparador del sueño profundo. Algunos pacientes de fibromialgia se sienten cansados durante todo el día y sufren una grave limitación de la movilidad y la capacidad funcional normales. Por ello, el agotamiento al final del día ya está programado previamente.

Los resultados de diversas investigaciones científicas realizadas en las últimas décadas han demostrado que el cansancio crónico es uno de los síntomas principales del síndrome de fibromialgia (SFM), y también una característica del síndrome de fatiga crónica (SFC). Actualmente se supone que existe una cierta similitud entre ambos síndromes en cuanto a molestias se refiere, y posiblemente también en la coincidencia de sus causas. Según algunas estimaciones, entre el 50 y el 70 % de los pacientes de fibromialgia también sufren el síndrome de fatiga crónica.

Entre el 50 y el 80 % de los pacientes de fibromialgia también indican que padecen una fatiga que puede calificarse entre mediana y fuerte. El estrés físico y psíquico, la distimia, otras enfermedades, una alimentación deficiente o errónea, así como la sobrecarga de trabajo y la ingestión de medicamentos, pueden mantener o agravar la fatiga crónica.

Fatiga en el puesto de trabajo

Investigadores de la Universidad de Maastricht observaron, a lo largo de tres años (entre 1999 y 2002), a 8.000 trabajadores sanos de diferentes empresas. Al cabo de un año, en uno de cada diez empleados masculinos ya se pudo observar un estado permanente de cansancio y fatiga, mientras que en el caso de las mujeres inicialmente sanas, esta cifra llegaba hasta el 14 %.

El riesgo de padecer cansancio y fatiga aumentaba entre un 150 y un 200 % cuando las posibilidades de autoorganizarse o de colaborar con los compañeros de trabajo eran limitadas o inexistentes.

Los hombres física y emocionalmente muy resistentes se sentían especialmente afectados por el cansancio si les faltaba el apoyo de sus superiores directos.

Las exigencias laborales elevadas o los conflictos con colegas aumentaban el riesgo de cansancio en las mujeres.

Alteraciones de la sensibilidad

Aproximadamente uno de cada cuatro pacientes de fibromialgia se queja de que experimenta hormigueo en los brazos y las piernas, o de que las extremidades parecen entumecidas. Las manos, los pies y los tobillos pueden percibirse como hinchados o deformes, aunque no se pueda observar o palpar ningún tipo de hinchazón.

Por lo general, la mayoría de las pruebas neurológicas no conducen a ningún resultado, ni se pueden constatar disfunciones patológicas en este ámbito. Aún así, sigue sin conocerse la causa de esas sensaciones desagradables, y no existe ningún tratamiento específico para estos síntomas.

En caso de que usted observe que los anillos o los zapatos empiezan a apretarle, o compruebe que existen hinchazones de consideración, siempre es recomendable acudir al médico. La hinchazón puede deberse a inflamaciones articulares, enfermedades cardíacas o cambios hormonales en el torrente sanguíneo. La fibromialgia por sí misma no suele provocar desgaste en las articulaciones (artrosis) ni inflamaciones articulares (artritis).

Dolores de cabeza y migrañas

Más del 40 % de los pacientes de fibromialgia padecen regularmente, o incluso a diario, dolores de cabeza que en algunos casos pueden llegar a ser fuertes. El dolor de cabeza por tensión empieza con un dolor que se percibe como si fuera un taladro localizado en la parte superior de la nuca, y que viene provocado por tensiones musculares. Las migrañas son menos habituales en los pacientes de fibromialgia, y se suelen presentar con la misma frecuencia que en el resto de la población.

Hermann — La migraña no es sólo cosa de mujeres

Hermann es un naturista de 59 años: fibroso, deportista y siempre bronceado. Un día se presentó en mi consulta y me planteó numerosas preguntas: quería saber si era posible tener migrañas desde la infancia, si las migrañas podían aumentar debido a la realización de actividades manuales y si podían estar relacionadas con sus dolores en el hombro derecho.

A mi pregunta de por qué quería saber todo eso, respondió: «Hasta ahora, todos los médicos que me han examinado me han dicho que las migrañas eran cosa de mujeres, y ya no me permitieron hacer más preguntas, dando por terminada la visita.»

En el transcurso de una larga conversación, establecimos las características básicas de su enfermedad. Aparte de los dolores en los hombros y la nuca, Hermann me dijo que también le dolían el brazo y el hombro, en función de los movimientos realizados, y que el dolor era más fuerte en el lado derecho que en el izquierdo. A continuación, me recitó la larga lista de diagnósticos que otros médicos le habían dado: lumbalgia, retrolistesis L3/L4, coxartrosis en el lado derecho, gonartrosis a ambos lados. Además, cuando bajaba por las montañas le dolían la ingle derecha y ambas rodillas.

Examinándole con la ayuda de la técnica de acupresión, diagnostiqué una fibromialgia en el cuadrante superior derecho, que requería una intervención quirúrgica. Hermann no lo pensó mucho, y al cabo de tres semanas se presentó para la operación. Una semana después de la cirugía, habían desaparecido los dolores provocados por las migrañas, y dos meses después la mejora persistía. Hermann no ha vuelto a sufrir ataques de migraña.

Colon y estómago irritables

El colon irritable es una alteración de la función intestinal en la que no se puede constatar una causa orgánica de fondo. Como síntomas, se presentan alternativamente estreñimiento y diarreas, así como una continua sensación de flatulencia y dolor de vientre.

Como estómago irritado (nervioso) se denomina una combinación de síntomas en el epigastrio (dolores de vientre, pirosis, sensación de presión, pesadez, eructos, falta de apetito, malestar, vómitos). Generalmente se trata de una alteración de la movilidad del estómago sin una causa orgánica. El médico sólo podrá diagnosticar un estómago irritado cuando el resto de posibles causas orgánicas hayan quedado excluidas.

Aproximadamente en una tercera parte de los pacientes de fibromialgia se repiten en forma de ataques todos estos síntomas, como diarrea, estreñimiento, sensación de pesadez, dolores de vientre en forma de espasmos, flatulencia y otras molestias del aparato digestivo. Cuando los síntomas no desaparecen por sí solos, ni tras un cambio de dieta o un autotratamiento con medicamentos de libre adquisición, es recomendable que las personas que los sufren visiten a un gastroenterólogo. Mediante la realización de diferentes pruebas, el especialista en medicina digestiva puede detectar o excluir posibles enfermedades del estómago o el intestino, y constatar que se trata de meras molestias funcionales.

Irritación de la vejiga y cistitis intersticial

Muchos pacientes de fibromialgia, y entre ellos sobre todo las mujeres, experimentan frecuentes deseos de orinar y sufren molestias durante la micción, sin que exista infección de las vías urinarias. Este cuadro de molestias se denomina vejiga irritada o inflamada. En la denominada vejiga irritada primaria, no se pueden constatar alteraciones orgánicas ni patologías causantes de la misma.

Este fenómeno de la vejiga irritada posiblemente se basa en una disfunción del sistema nervioso vegetativo que controla el funcionamiento de la vejiga.

Las molestias de la vejiga irritada, las frecuentes ganas de orinar y el dolor durante la micción son especialmente intensos de día, pero no suelen interrumpir el descanso nocturno. El deseo de orinar también puede provocar micción espontánea. A veces, los límites entre vejiga irritada e incontinencia urinaria se confunden.

Algunos estudios han demostrado que las mujeres que padecen cistitis intersticial con frecuencia también sufren fibromialgia, y al revés. La cistitis intersticial es una inflamación de las capas de la vejiga (posiblemente causada por procesos autoinmunes).

Las molestias causadas por esta enfermedad incluyen micción frecuente, incontinencia urinaria, dolor abdominal que mejora después de la micción, escozor durante la micción y dificultad para vaciar la vejiga.

El diagnóstico y tratamiento de la cistitis intersticial es difícil, ya que los análisis de orina no revelan ningún resultado patológico, con excepción de algunos hematíes o leucocitos. Sin embargo, las muestras de tejidos obtenidos por endoscopia muestran frecuentemente que la pared de la vejiga está inflamada. A veces, estos síntomas se eliminan simplemente evitando la ingestión de comidas picantes.

En caso de que las molestias causadas por la vejiga irritada o la cistitis intersticial sean muy graves y persistentes, se recomienda acudir al urólogo, para que éste establezca el diagnóstico y el tratamiento indicado.

Dolores articulares

Los dolores en manos, muñecas, codos, nuca, tórax, cadera, rodillas, tobillos y pies son muy frecuentes en los pacientes de fibromialgia. Aunque a menudo los pacientes indican que les duelen las articulaciones, en la mayoría de los casos las articulaciones no presentan alteraciones ni patologías. Muchas veces, el dolor empieza en el origen del tendón en el hueso, y el paciente suele experimentar dolor en la articulación, aunque la articulación misma no esté involucrada en el proceso doloroso.

Por lo general se presenta inflamación en los tendones (tendinitis), en las vainas de los tendones (tendovaginitis) o en las cápsulas articulares (bursitis), debido a movimientos inusuales y repetitivos, por ejemplo, como consecuencia de escribir permanentemente a máquina. En cierta manera, la fibromialgia «imita» este tipo de dolores. Los tratamientos habituales, tales como aplicación de frío, inmovilización o fármacos antiinflamatorios, son efectivos en los casos reales de inflamación de las articulaciones, tendones y ligamentos, pero cuando se trata de dolores articulares causados por la fibromialgia, estos remedios carecen de efectos positivos.

Dolor en el pecho

Una tercera parte, aproximadamente, de los pacientes de fibromialgia padecen dolor en el pecho. Estas molestias pueden ser extremadamente preocupantes, puesto que podría tratarse de enfermedades cardíacas. Sin embargo, los resultados de las pruebas analíticas y diagnósticas casi nunca indican alteraciones patológicas del corazón. Esto es así sobre todo en el caso de las mujeres adultas, tanto en las jóvenes como en las de mediana edad que todavía están en edad de tener hijos.

Si la palpación de la caja torácica resulta dolorosa, se puede suponer principalmente que se trata de dolores procedentes del esqueleto de la propia caja del tórax, en lugar de tratarse de una enfermedad cardiaca.

Los pacientes sienten mayor dolor a la presión en los puntos donde tienen su origen los cartílagos de las costillas, en el esternón. En los casos dudosos debería descartarse cualquier enfermedad cardiaca sometiendo al paciente en cuestión a una revisión cardiológica.

Sensibilidad al frío

Muchos pacientes de fibromialgia son especialmente sensibles al frío, y aproximadamente en un 40 % de ellos pueden observarse molestias que se asemejan al síndrome de Raynaud.

En el siglo xix, el médico francés Maurice Raynaud describió un fenómeno patológico en el curso del cual se producen alteraciones de la circulación sanguínea en las manos, provocadas por espasmos vasculares. Este cuadro patológico suele observarse sólo en las manos, y algunas veces en los pies, de manera aislada o conjuntamente con otras enfermedades. El efecto del frío, el estrés psíquico, las congelaciones en las extremidades, determinadas enfermedades sanguíneas, patologías del tejido conjuntivo (artritis reumatoide, esclerodermia) o las vibraciones (por ejemplo, provocadas por un compresor) pueden provocar ataques dolorosos. Inicialmente, los dedos presentan una coloración blanquecina, y a continuación un tono azulado; acto seguido, cuando se restablece la circulación sanguínea, los dedos vuelven a adquirir su color rojizo.

Se supone que este tipo de molestias son más habituales en los pacientes de fibromialgia, porque en las plaquetas de los enfermos los receptores para el neurotransmisor noradrenalina tienen una configuración más acusada y más frecuente.

Alteraciones de la memoria y dificultad para concentrarse

Uno de cada cuatro pacientes de fibromialgia se queja de que tiene problemas para concentrarse y sufre alteraciones de la memoria. Estos síntomas indican la menguada resistencia psíquica de los afectados, que por otra parte no debe extrañarnos, teniendo en cuenta los numerosos síntomas y la limitada resistencia física que muchas veces el síndrome de fibromialgia provoca a estos pacientes.

Para ilustrar estos problemas nos pueden servir los siguientes ejemplos: si una persona olvida el motivo de una llamada, eso significa que su memoria a corto plazo está afectada. Pero las alteraciones de la memoria a largo plazo tampoco son infrecuentes en las personas afectadas, como sucede, por ejemplo, cuando nombres o lugares que el paciente conoce bien desaparecen completamente de su memoria. En los pacientes de fibromialgia, los problemas para concentrarse pueden ser tan graves que algunos afectados ya no están capacitados para cumplir con sus obligaciones profesionales, incluso son incapaces de acabar de leer una frase hasta el final.

La fibromialgia en los niños

El síndrome de fibromialgia no es una enfermedad que sólo pueda observarse en adultos, sino que también afecta a los niños. Tanto los síntomas como los síndromes asociados se presentan de forma similar que en las personas adultas. Las dificultades para diagnosticar la fibromialgia en los niños radican sobre todo en el hecho de que los niños, muchas veces no saben describir sus síntomas y molestias lo que provoca frecuentemente diagnósticos erróneos.

Sabemos que muchos pacientes de fibromialgia adultos pueden recordar los síntomas de la enfermedad en su juventud. Contrariamente a lo que sucede en los pacientes adultos, la fibromialgia se observa en porcentajes similares en niños y niñas. El hecho que en la edad adulta sea mayor el porcentaje de mujeres que desarrollan la enfermedad tal vez podría deberse a las hormonas sexuales femeninas.

Si existiera un mayor conocimiento de la fibromialgia entre la clase médica y la opinión pública en general, sería más fácil diagnosticar la enfermedad correctamente y con mayor prontitud en los niños y adolescentes afectados.

Esto tiene una gran importancia, ya que mediante un diagnóstico más precoz se puede influir y prevenir a tiempo la cronicidad del dolor o la «programación errónea» de la memoria del dolor.

Diagnósticos erróneos en niños con fibromialgia

Artritis juvenil
Dolores debidos al crecimiento
Alteraciones psíquicas

Johanna — Una niña en un huerto con árboles frutales

Johanna (37 años) vino a mi consulta, con el diagnóstico de que tenía fibromialgia, para conocer mis propuestas terapéuticas, pues no estaba satisfecha con los tratamientos que recibía desde hacía ya tres años. A excepción de la cabeza, le dolía todo el cuerpo: el cuello, la nuca, los hombros, los brazos, las muñecas, la espalda, el trocánter y ambas rodillas; además, tenía el vientre hinchado y la vejiga irritada. Después de una profunda anamnesis, me dijo también que tenía problemas para escribir (trabajaba como contable), y que le costaba mucho realizar las tareas del hogar: «¡Doctor, es como si tuviera las alas paralizadas. Me siento como un mirlo con las alas rotas!»

Cuando le pregunté si había tenido molestias similares mucho antes, Johanna se quedó pensativa y quiso saber a qué edad. Le dije:

—«En la pubertad, o incluso cuando iba usted al colegio».

—«¿Hace tanto tiempo?»

¡Efectivamente, Johanna se acordaba de algo! A continuación, me contó que a los ocho años de edad ayudaba a recoger la fruta y la grosella:

«Aquel era el trabajo más bonito y, al mismo tiempo, el más terrible. Era bonito, pues de niña podía comer toda la fruta que quisiera, pero también terrible, porque recoger la fruta era un trabajo difícil para mí, ya que cuando llevaba cierto tiempo mis brazos se cansaban. Al cabo de una semana, apenas podía mover las manos. Mi abuela me frotaba las manos con grasa de ciervo, pensando que la tendovaginitis pronto desaparecería.»

Así localizamos el inicio de la enfermedad: la sobrecarga en la niñez había tenido como consecuencia que los brazos nunca volvieran a recuperarse por completo. Con la ayuda de la técnica de acupresión, pude confirmar el diagnóstico de que Johanna tenía fibromialgia, y que el cuadrante superior derecho era el más afectado. Se tomó un período de reflexión de tres meses, y a continuación la operé. Antes Johanna había contactado con muchos pacientes que yo había operado, y la decisión de someterse a la intervención en el cuadrante de dolor no le costó demasiado.

Tan sólo seis semanas después de la operación, Johanna me decía, llena de alegría, que su mano derecha ya estaba mucho mejor, al igual que el brazo y el hombro derechos. El otro lado también se estaba recuperando. En la actualidad, Johanna realiza todas sus tareas sin ningún esfuerzo, tanto en el trabajo como en el hogar.

Factores que pueden agravar el síndrome de fibromialgia

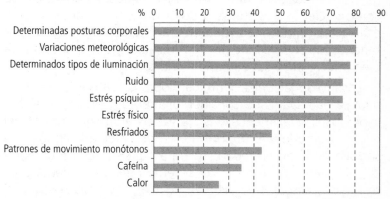

Factores que pueden agravar el síndrome de fibromialgia (según N. Selfridge, *Freedom from fibromyalgia*, 2001).

Fibromialgia: realidad y ficción

Sobre el síndrome de fibromialgia se ha escrito mucho, pero es un hecho que las causas exactas de esta enfermedad siguen siendo desconocidas.

También es un hecho que muchos médicos y la mayor parte de la opinión pública saben demasiado poco sobre las características de esta enfermedad. El elevado porcentaje de diagnósticos erróneos y el gran número de pacientes no tratados durante las últimas décadas son una buena muestra de la gran necesidad de información que existe con respecto a la fibromialgia.

Si sufre usted el síndrome de fibromialgia, o padece los síntomas de la enfermedad, se supone que conocerá los siguientes mitos sobre la fibromialgia. Es posible que a usted, como paciente que sufrió el dolor durante los años en que estuvo buscando una ayuda efectiva, también le hayan contado lo que se entiende por fibromialgia, y quizá hoy está ya bien informado y sabe lo que es cierto y lo que no lo es.

Las investigaciones científicas sobre las causas de la fibromialgia han avanzado considerablemente, y en la actualidad sabemos que al menos tres de los sistemas de control del cuerpo humano más importantes se ven afectados por el desarrollo de la enfermedad. Se trata del sistema inmunológico, el sistema hormonal y el sistema nervioso. Además, los resultados actuales de las investigaciones establecen que el desarrollo del dolor crónico puede evitarse si el tratamiento empieza a tiempo. Si esto no ocurre, en el cerebro se puede producir una «programación errónea» de un «dolor permanente», y este circuito de la percepción patológica del dolor es muy difícil de interrumpir. Muchos pacientes afectados por el dolor saben que si no reciben tratamiento, o si el tratamiento es incorrecto, sus dolores no mejorarán, sino que, por el contrario, irán empeorando.

Por esta razón, es muy importante que se corrijan las ideas erróneas, los mitos equivocados u obsoletos sobre la fibromialgia, ya que ello mejorará las posibilidades de encontrar a tiempo un tratamiento eficaz para los pacientes afectados por esta enfermedad. Al mismo tiempo, también mejorarán las condiciones de los pacientes que sufren dolores, de manera que sean reconocidos y respetados como lo que realmente son: personas que sufren.

Mito 1: La fibromialgia es una enfermedad muscular

Realidad: La fibromialgia no es una enfermedad muscular.

Aunque son muchos los médicos que aceptan que la fibromialgia es una enfermedad, sin embargo, muchos piensan erróneamente que se trata de una enfermedad muscular. Esta conclusión puede parecer evidente, puesto que el dolor se percibe en toda la musculatura, pero no deja de ser falsa. En los últimos cien años, esta idea errónea también se ha reflejado en la bibliografía médica, y hasta hace poco esta enfermedad se denominaba inflamación de las fibras musculares (fibrositis), o reuma muscular.

A este enfoque erróneo también contribuyeron los resultados de estudios en los que se reflejaban numerosas anormalidades en la estructura muscular de los pacientes de fibromialgia: las fibras musculares presentaban un aspecto como si hubieran sido atacadas por las polillas, y en las muestras de tejido muscular se encontraron fibras musculares rojas «deshilachadas», las fibrillas de las fibras musculares parecían estar separadas (separación de las miofibrillas), y las membranas de las células musculares tenían un aspecto puntiagudo.

Hoy en día sabemos que en realidad estos resultados no nos dicen nada sobre la fibromialgia, y que no son típicos (específicos) de esta enfermedad. Al contrario, se trata de resultados que inducen al error, que no sirven ni al enfermo ni al médico, ni tampoco ayudan al paciente de fibromialgia, ya que no dan ninguna pista importante en cuanto se refiere a las causas de la enfermedad. A pesar de que todavía se buscan las causas musculares de la fibromialgia, estas investigaciones han perdido toda relevancia.

En comparación con las personas sanas, son los dolores los que limitan la movilidad física de los pacientes de fibromialgia: la musculatura se activa menos, se le exige menos y el tejido muscular se adapta a esta pasividad, y por la consiguiente falta de ejercicio modifica su estructura. Además, la rápida fatiga suele agravar este proceso de desactivación muscular.

Por cierto, en un estudio actual se comprobó que los pacientes de fibromialgia realmente tienen una musculatura y una fuerza muscular normales.

Mito 2: La fibromialgia es una enfermedad metabólica

Realidad: La fibromialgia no es causada por disfunciones del metabolismo celular.

Durante décadas circularon teorías médicas que partían de la base que la causa de la fibromialgia era un defecto metabólico de las células del organismo. Si queda afectado el metabolismo energético de la célula muscular, esta circunstancia podría contribuir muy bien al dolor muscular.

Los resultados de diversos estudios mostraron que en los pacientes de fibromialgia existían alteraciones de las «fuentes energéticas» de las propias células (mitocondrias). Además, se observó un menor contenido de los «combustibles celulares», como son el ATP (adenosintrifosfato), ADP (adenosindifosfato) y el AMP (adenosinmonofosfato). Estos combustibles celulares son de gran importancia para la función muscular.

Igualmente, en los pacientes de fibromialgia el metabolito fosfocreatina, que es muy importante para la musculatura esquelética estriada, sólo existía en concentraciones insuficientes. Con frecuencia se midieron valores anormales de oxígeno en la musculatura dolorosa: o un exceso o un déficit de oxígeno, siempre en función del investigador en cuestión.

Todos estos estudios mostraron un mismo flanco débil: la musculatura de personas sanas y voluntarias se comparó con la musculatura de pacientes de fibromialgia, lo que en un primer instante puede parecer razonable, pero se obviaba el hecho que aproximadamente un 80 % de los pacientes de fibromialgia estaban en condiciones físicas precarias.

Debido a los dolores que sufren, los enfermos de fibromialgia no utilizan su musculatura como las personas sanas y normales, y están sumamente desentrenados. De todo ello se dedujo que se hubieran obtenido los mismos resultados metabólicos si se hubiese comparado personas sanas desentrenadas y personas sanas entrenadas. Hasta ahora no se ha podido probar la hipótesis que la fibromialgia sea consecuencia de una alteración del metabolismo celular.

Mito 3: La fibromialgia es una enfermedad infecciosa

Realidad: Hasta ahora, nadie ha podido probar de manera convincente que la fibromialgia sea causada por una infección bacteriana, vírica o debida a otros microorganismos.

En la investigación médica, se buscó durante mucho tiempo y de manera intensa algún microorganismo que pudiera ser causante de la fibromialgia. Finalmente, fueron dos los microorganismos que parecían especialmente sospechosos: el virus de Epstein-Barr y la bacteria *Borrelia burgdorferi*, que causa la enfermedad de Lyme (borreliosis de Lyme).

El virus de Epstein-Barr pertenece a la familia de los *Herpesvirus,* con los que casi todo el mundo entra en contacto alguna vez. Los virus de este grupo causan las viruelas, la mononucleosis infecciosa, los herpes y las gripes de origen vírico. Parece evidente que los pacientes de fibromialgia son especialmente proclives a sufrir estas enfermedades infecciosas, pero no existe ninguna prueba de que ese virus sea la causa de la fibromialgia.

Hasta ahora, el posible nexo entre la borreliosis de Lyme y la fibromialgia ha causado una gran desorientación entre todos los implicados (pacientes, médicos y científicos). La infección de la borreliosis de Lyme se produce a través de la picadura de la garrapata. Aproximadamente entre el 10 y el 25 % de los pacientes que fueron tratados con éxito de la borreliosis de Lyme desarrollaron la fibromialgia al cabo de pocos años. Por otra parte, se comprobó que entre el 25 y el 50 % de los pacientes que fueron tratados de una borreliosis de Lyme con antibióticos en realidad no tenían esa enfermedad, sino que padecían una fibromialgia no diagnosticada correctamente. Hasta ahora no se ha podido demostrar que esta bacteria provoque la fibromialgia.

Mito 4: La fibromialgia es una enfermedad inmunológica

Realidad: Hasta ahora no se ha podido demostrar de manera inequívoca que la fibromialgia sea causada por una alteración del sistema inmunológico.

Por lo general, el sistema inmunológico es un buen indicador en la investigación de causas patológicas desconocidas, y en el pasado muchas veces se decía que el sistema inmunológico podía o bien causar o bien curar la fibromialgia.

Parece ser que el sistema inmunológico participa de alguna manera en el desarrollo de la fibromialgia, ya que en casi todos los pacientes de fibromialgia se encuentra un gran número de determinados anticuerpos que en las personas sanas se observan con menor frecuencia (anticuerpos antinucleares, anticuerpos contra la serotonina, gangliósidos y fosfolípidos). Los anticuerpos son células de defensa específicas contra determinadas sustancias extrañas que contienen un determinado antígeno (grandes proteínas producidas por los linfocitos B).

Estos anticuerpos constituyen sólo un grupo de estas sustancias de defensa, ya que hay muchos anticuerpos que pueden intervenir en el origen y el desarrollo de la fibromialgia. Las alteraciones del sistema inmunológico podrían ser tanto consecuencia como causa de la fibromialgia.

Mito 5: La fibromialgia es una enfermedad psíquica

Realidad: Probablemente, en el origen y el desarrollo de la fibromialgia intervienen muy significativamente alteraciones del procesamiento de las señales del sistema nervioso. Hasta ahora no se ha podido probar que alguna enfermedad psíquica sea la causa única de la fibromialgia, lo que por otra parte parece muy poco probable.

Puesto que la búsqueda de posibles causas físicas en el organismo no ha aportado resultados positivos, inicialmente los científicos se centraron en los procesos que provocan el dolor, la propagación y el procesamiento del dolor. Se investigaron muchos procesos bioquímicos y bioeléctricos que afectan al procesamiento y la percepción del dolor; por ejemplo, se estudiaron aminoácidos como el triptófano, neurotransmisores como la serotonina, los canales iónicos de las neuronas y las endorfinas, que son sustancias propias del organismo que tienen un efecto analgésico.

Como sustancia clave se reveló un neurotransmisor, la serotonina, ya que en muchos estudios se pudo comprobar que en los pacientes de fibromialgia la serotonina está disponible en menor cantidad que en las personas sanas. Puesto que en los casos de depresión suele haber niveles muy bajos de serotonina en el organismo, los médicos empezaron a aumentar la cantidad de este neurotransmisor en los pacientes de fibromialgia, a través de los inhibidores de la recaptación de serotonina (SSRI). Aunque es cierto que así se logró aumentar el nivel de serotonina de los pacientes, los síntomas de la fibromialgia seguían persistiendo.

Parece evidente que el neurotransmisor intracelular denominado sustancia P (P de *pain,* que en inglés significa dolor) desempeña un papel importantísimo en el procesamiento y la propagación del dolor. Gracias a esta sustancia, las células nerviosas (neuronas) pueden sensibilizarse especialmente frente al dolor. En comparación con las personas sanas, en los pacientes de fibromialgia la concentración de sustancia P es el doble o el triple. Posiblemente el organismo de los pacientes de fibromialgia produce como reacción frente a la elevada sensibilidad al dolor, a su vez debida a la sustancia P, más «asesinos del dolor», como la dinorfina, una sustancia similar al opio.

Mito 6: La fibromialgia es causada por alteraciones del sueño

Realidad: Los pacientes de fibromialgia sufren más alteraciones del sueño porque padecen dolor de manera permanente.

Es verdad que en los estudios del sueño se han realizado observaciones interesantes: en muchos pacientes de fibromialgia la fase regeneradora del sueño profundo está alterada. Durante esta fase del sueño (No-REM) se segrega sobre todo la hormona del crecimiento (GH), que interviene en numerosos procesos de regeneración de nuestro cuerpo.

En los hombres que sufren la llamada apnea del sueño, la respiración se ve interrumpida por fases cortas o más o menos largas. El síndrome de la apnea del sueño puede tratarse con éxito, pero ese tratamiento no repercute en las molestias de la fibromialgia.

En un estudio, por razones de la investigación, se interrumpió la fase del sueño profundo en personas sanas, y se comprobó que ello podía provocar dolores similares a los de la fibromialgia. Si a continuación se dejaba dormir con normalidad a las personas que habían participado en el ensayo, los síntomas similares a los de la fibromialgia desaparecían.

Los pacientes de fibromialgia se despiertan espontáneamente tres veces más que las personas sanas. Las alteraciones del sueño continuadas aparecen sin causa evidente, y suelen durar aproximadamente entre 5 y 10 segundos antes que vuelva a reiniciarse el sueño normal. Aunque los somníferos pueden mejorar el sueño, casi nunca influyen positivamente en los síntomas de la fibromialgia.

Mito 7: La fibromialgia es causada por lesiones

Realidad: Nadie sabe por qué determinados síntomas de la fibromialgia se observan con especial frecuencia después de alguna lesión (trauma).

Muchos pacientes de fibromialgia creen que sus molestias son, por ejemplo, la consecuencia de un accidente, y a menudo se refieren a accidentes de coche, pero en todo lo demás, estos pacientes apenas se distinguen del resto de la población. Además, esta cuestión está muy poco investigada.

En un estudio se comparó a pacientes de fibromialgia que no podían relacionar su enfermedad con ninguna experiencia traumática con pacientes que sí atribuían su enfermedad a una experiencia traumática determinada (fibromialgia postraumática). Se demostró que los pacientes de fibromialgia postraumática eran más sensibles al frío, la luz, los ruidos, y el estrés psíquico, más susceptibles a las enfermedades causadas por los movimientos monótonos (repetitivos) y también a la ciática, y menos susceptibles a los dolores abdominales, las alteraciones de la función sexual o la taquicardia, y que sufrían más el síndrome de las piernas inquietas (*restless legs*) y otras sensaciones desagradables. Las causas de estos fenómenos siguen siendo desconocidos.

Mito 8: La fibromialgia es un invento de personas que persiguen la jubilación anticipada

Realidad: Francamente, cuesta mucho imaginar que haya personas que en vez de ir a trabajar prefieran quedarse en casa deleitándose con dolores insoportables.

Uno de los aspectos más descorazonadores de la fibromialgia es la suposición de que quienes la padecen sean personas que fingen su enfermedad, o vagos que no quieren trabajar para beneficiarse del seguro de pensiones. ¿No será que estas opiniones retratan más bien a quienes las pronuncian? La mejor manera de quitarse de encima a las personas con síntomas de enfermedades inexplicables es estigmatizarlas y expulsarlas de la sociedad, ya que este es el camino más cómodo y el que ofrece menos dificultades.

Una mirada a la bibliografía y a las publicaciones médicas de los últimos 50 años es suficiente para rebatir esa sentencia llena de desprecio. Como mínimo, desde los años 1980 la fibromialgia es una enfermedad reconocida por las sociedades de reumatología nacionales y la Organización Mundial de la Salud (OMS).

Sin embargo, es un hecho que los prejuicios descritos anteriormente han contribuido en gran medida a que muchos pacientes de fibromialgia no hayan recibido un diagnóstico correcto o no hayan sido tratados a tiempo. Como promedio, pasan de 5 a 7 años y numerosos intentos terapéuticos, tanto ambulatorios como hospitalarios, hasta que un paciente de fibromialgia recibe el diagnóstico correcto. Si se renunciara a los cómodos prejuicios y a la estigmatización de los afectados, el sistema sanitario podría ahorrarse una cantidad de gasto sanitario considerable, ya que el diagnóstico de fibromialgia se haría antes y el tratamiento efectivo de los enfermos se llevaría a cabo con mayor prontitud.

Estado actual de la ciencia

La fibromialgia no es una enfermedad mortal, pero sí incurable.

Las causas exactas de la fibromialgia siguen siendo desconocidas.

El diagnóstico de la fibromialgia es difícil.

El tratamiento de la fibromialgia se dirige a sus síntomas.

La investigación sobre la fibromialgia continúa.

Cualquier nuevo enfoque terapéutico es saludable.

Se esperan mejores enfoques terapéuticos de la genética y la bioquímica.

Causas de la fibromialgia

La búsqueda de las causas de esta misteriosa enfermedad se parece a una novela policíaca, porque hay muchas pistas falsas, un móvil que no está claro, muchos sospechosos y quizás incluso una conjura. Según el estado actual de los conocimientos médicos, la fibromialgia es una enfermedad con causas múltiples (patogénesis etiológica multifactorial). Para que se hagan evidentes las molestias del síndrome de fibromialgia, tienen que coincidir varios factores. Las opiniones de los expertos en la materia siguen estando divididas, y a veces las posiciones son contrarias.

Generalmente, los métodos de investigación científica ayudan en la búsqueda de las causas de una enfermedad, ya que existen ensayos y procedimientos bioquímicos, técnicas de diagnóstico por imagen, análisis de laboratorio y experimentos con animales. En el caso de la fibromialgia, hasta el momento no se ha podido encontrar ninguna prueba de laboratorio que caracterice esta enfermedad de forma inequívoca en cuanto al diagnóstico de la misma se refiere.

Durante muchos años, los médicos y científicos pensaron que los pacientes de fibromialgia no presentaban alteraciones graves de sus funciones corporales, puesto que los ensayos en los laboratorios no presentaban indicios seguros de la existencia de las mismas. Esto es lo que se puede afirmar, al menos en cuanto se refiere a las investigaciones y pruebas rutinarias. A través de investigaciones químicas de laboratorio, investigaciones inmunológicas y neurohormonales sí se han observado determinadas desviaciones de los valores normales.

En la búsqueda de las causas de la fibromialgia, aún no se ha dicho la última palabra, y parece que pasará tiempo hasta que llegue ese momento. En consecuencia, la investigación del enigma que la fibromialgia representa para médicos y científicos continuará en el futuro.

Los genes y el factor hereditario

Los estudios epidemiológicos demuestran que es muy elevado el número de personas afectadas por el síndrome de fibromialgia en el mundo, y se estima que del 1 a 5 % de la población lo padece. También se ha demostrado que la fibromialgia puede tener más incidencia en unas familias que en otras, y que aparece más frecuentemente en gemelos, lo que sería un indicio de una posible predisposición genética, con una variada manifestación de la enfermedad.

Aproximadamente el 40 % de los afectados por la fibromialgia indican que tienen parientes con síntomas similares, y se puede partir de la hipótesis, que probablemente se podrá constatar en el futuro, que existe una predisposición genética para el desarrollo de la fibromialgia. Posiblemente, el proceso hereditario de la fibromialgia es autosómico dominante, lo que significa que una persona con ese defecto genético sufrirá las molestias típicas de la enfermedad. Es muy posible también que el proceso hereditario de esta enfermedad tenga una penetrancia variable, lo que significa que otras influencias genéticas pueden disminuir la gravedad de la enfermedad.

Puesto que la fibromialgia afecta sobre todo a las mujeres, se supone que en el cromosoma Y (que sólo lo tienen los varones) podría encontrase un gen protector contra la fibromialgia. Igualmente es posible que un gen responsable de la segregación del neurotransmisor serotonina sea defectuoso, lo que sería la causa de múltiples síntomas de la enfermedad. Debido a que la esperanza de vida de los pacientes de fibromialgia es menor, y que en el aparato locomotor (músculos y huesos) pueden apreciarse signos de un envejecimiento precoz, también podría ser que un gen que controla el proceso de envejecimiento influya en el desarrollo de la enfermedad.

Quien nunca ha padecido las molestias de la fibromialgia posiblemente esté protegido por un gen determinado. Pero también puede ser que determinadas personas sean menos susceptibles de padecer el síndrome de fibromialgia por la ausencia en su vida de experiencias traumáticas graves de carácter físico y/o psíquico, que podrían desencadenar la enfermedad.

La musculatura

Últimamente también se han utilizado los microscopios electrónicos para investigar con mayor exactitud las muestras de la musculatura de los pacientes de fibromialgia.

Aunque se hayan observado enormes cambios en la estructura muscular, éstos no son característicos de la fibromialgia. Los análisis químicos de esas muestras musculares han demostrado que en la musculatura especialmente sensible al dolor los fosfatos ricos en energía estaban presentes en concentraciones anormalmente variadas. Con la ayuda de la tomografía por resonancia magnética espectroscópica, se demostró que la concentración de adenosintrifosfato (ATP) era menor. Sin embargo, estudios posteriores indican que estas variaciones son más atribuibles a la inactividad de la musculatura que a una alteración metabólica especifica del tejido muscular. Dicho de otra forma, estas observaciones reflejan una consecuencia, pero no la causa de la fibromialgia.

En la actualidad, la fibromialgia puede diferenciarse claramente del síndrome de dolor miofascial: generalmente, en el caso de la fibromialgia como mínimo 11 de los 18 *tenderpoints* resultan dolorosos, mientras que en el síndrome de dolor miofascial sólo determinados *triggerpoints* (puntos gatillo) provocan o irradian dolor. Contrariamente a lo que sucede en la fibromialgia, el síndrome miofascial es consecuencia de un tejido anormalmente alterado, pero hasta ahora esa circunstancia no se ha podido probar en la fibromialgia, de manera que se trata de un aspecto muy poco claro todavía.

Tampoco está nada claro si lo que se denomina microtraumas, que no son otra cosa que daños microscópicos que se producen en la actividad muscular normal, son los que intervienen en los dolores musculares y en la fatiga tan característicos de la fibromialgia.

Normalmente, estos microtraumas, se «reparan» durante la fase del sueño profundo y gracias a la acción de las hormonas del crecimiento (GH, factor de crecimiento similar a la insulina o IGF-1). No está suficientemente claro si las alteraciones del sueño asociadas a la fibromialgia o la menor segregación del IGF-1, demostrada en diversos estudios, limitan la «reparación» de los microtraumas, contribuyendo así a las molestias y los dolores musculares.

El trauma físico

El convencimiento de que determinadas lesiones o traumas podrían ser la causa de la fibromialgia es muy habitual. En realidad, muy a menudo se observan coincidencias evidentes en el tiempo de algún accidente ocurrido con el inicio de las molestias de la fibromialgia. Como más frecuentes, se indicaron los accidentes de coche, los accidentes laborales y los casos de infecciones graves, pero es de suponer que una explicación tan simple no sea acertada. Además, esto significaría que «alguien» o «algo» es «culpable» de la enfermedad, y la cuestión de la culpa no resulta de mucha ayuda si todavía se desconocen las causas reales. En este campo, todavía faltan estudios realmente convincentes, ya que las lesiones físicas como factor causal de la fibromialgia apenas han sido investigadas.

El trauma psíquico

Los resultados de algunos estudios indican una posible intervención causal de traumas psíquicos, sobre todo porque en los pacientes de fibromialgia se encontraron casos de abusos sexuales en la infancia con mayor frecuencia que en el resto de la población. Esta interrelación también se observó en las personas que padecían los síntomas de colon irritable o pirosis, y entre ellas, sobre todo en las mujeres.

Sin embargo, los resultados de estudios con pacientes de fibromialgia en relación con antecedentes de abusos sexuales resultan contradictorios. En un estudio realizado la mitad de los afectados habían sufrido abusos sexuales, mientras que en otro estudio no se pudo constatar ninguna diferencia entre los participantes, por ejemplo, pacientes con reuma y personas sanas y normales.

En la actualidad, nadie puede afirmar que los traumas psíquicos puedan provocar la fibromialgia. Como factores desencadenantes de la enfermedad sí pueden tener relevancia los traumas psíquicos, tales como accidentes, abusos sexuales o violencia, así como la pérdida de seres queridos.

El estrés

El estrés es un fenómeno muy variable, y en relación a la fibromialgia es indicativo de las numerosas cargas y exigencias que se plantean al hombre hoy en día en una sociedad industrializada, altamente tecnificada, «civilizada» y sumamente complicada. Es una realidad que la fibromialgia se detecta más en los países industrializados como los Estados Unidos, Canadá, Escandinavia, Alemania, Francia, Italia o los Países Bajos. Esto también tiene que ver con el hecho que en estos lugares se avanza en la investigación de la enfermedad; pero también en países como Sudáfrica, Japón, Israel, la India, Pakistán o Taiwán se han observado casos de fibromialgia.

El estrés físico y psíquico permanente, así como la frustración, sin duda desempeñan un papel en los síntomas de la fibromialgia, como son la fatiga crónica, el agotamiento y el dolor. La percepción individual del estrés es independiente de la clase social, la etnia o la nacionalidad de una persona, ya que cada cual percibe de manera distinta el estrés persistente o el sobreesfuerzo. No se pueden hacer afirmaciones fiables sobre la intervención de factores como el estrés en relación con la fibromialgia.

Las señales del estrés ponen en marcha numerosas reacciones en el organismo: la presión arterial sube, el corazón late más rápido, se segregan las hormonas del estrés y el cuerpo se prepara para «la lucha o la huida».

¿Pero qué pasa, y cómo cambia el organismo, si una persona tiene que vivir en un estado de estrés permanente, puesto que no puede huir del trabajo ni de la familia, ni puede luchar contra su impotencia y frustración frente a los ataques profesionales o personales? Sólo una cosa es segura: una vida llena de sobrecargas físicas y psíquicas contribuye rápidamente a la fatiga, nos hace más susceptibles de sufrir enfermedades y nos expone al envejecimiento precoz.

Diferentes estudios en los años 1990 demostraron la existencia de alteraciones del eje hipotálamo-hipófisis-glándulas suprarrenales que regula la segregación de cortisona (hormona del estrés) en la fibromialgia. Estos resultados se interpretaron en el sentido que los pacientes de fibromialgia mostraban reacciones de estrés aunque éste no existiese.

Sistema nervioso y dolor

Desde hace algún tiempo, se han intensificado las investigaciones centradas en los mecanismos bioquímicos y neurológicos de la fibromialgia. Los síntomas muy variados y difícilmente detectables y clasificables, así como los dolores en los tejidos muscular y conjuntivo, hicieron crecer la sospecha que la fibromialgia podría originarse en el sistema nervioso central. Por sistema nervioso central se entiende el cerebro y la médula espinal, contrariamente a lo que son los nervios periféricos, que inervan la piel, la musculatura y los huesos y cuyo origen está en la médula espinal.

Una hipótesis sobre el origen de la fibromialgia afirma que posiblemente en el cerebro exista una alteración de los neurotransmisores necesarios para el procesamiento de la información. Los neurotransmisores también intervienen en el procesamiento de la información relativa al dolor. Ello explicaría el por qué los pacientes sienten dolor, aunque no haya ningún factor desencadenante de dicho dolor. Según esta teoría, los pacientes de fibromialgia viven en un estado permanente de «falsa alarma de dolor».

Muchos resultados de las investigaciones realizadas han contribuido a una mejor comprensión del procesamiento y la percepción del dolor. El sistema nervioso central, la médula espinal, los nervios periféricos, los neurotransmisores y su relación con el síndrome de fibromialgia han sido investigados en profundidad.

En la actualidad, los resultados más prometedores permiten al menos tener una visión más exacta del efecto de la percepción alterada del dolor en los pacientes de fibromialgia.

Umbral del dolor más bajo

El concepto de falsa alarma de dolor, aplicado a la fibromialgia, significa que durante un largo período de tiempo tiene lugar una percepción elevada de dolor. Dicho de otra manera, podría decirse que en la fibromialgia el umbral a partir del cual se percibe el dolor está rebajado (umbral del dolor más bajo). Sin embargo, se debe tener en cuenta que a los pacientes de fibromialgia su umbral de dolor y la percepción del dolor les parecen completamente normales.

Pero, teniendo en cuenta que la presión ejercida sobre los *tenderpoints* sólo resulta dolorosa para los pacientes de fibromialgia, pero no para las personas sanas de control, ello nos indica una percepción alterada del dolor. Esto no significa en absoluto que los pacientes de fibromialgia se «imaginen» sus dolores, sino más bien hace suponer que el procesamiento del dolor en la fibromialgia tiende a intensificar incluso los estímulos más pequeños, convirtiéndolos en un dolor masivo.

Como consecuencia de estas observaciones, el procesamiento de las señales de los estímulos nerviosos ha sido investigado con mayor exactitud. Parece ser que en la fibromialgia la «química» de la percepción del dolor esté realmente alterada.

Percepción alterada del dolor

La percepción del dolor se regula a través de numerosos procesos bioquímicos en el interior y el exterior de la neuronas, y se ajusta a un nivel determinado, ya que, si no, sentiríamos dolor siempre (al igual que sucede en la fibromialgia) o nunca. En el interior de la neuronas existe una sustancia indicadora importante denominada sustancia P (ver capítulo *Fibromialgia: realidad y ficción, Mito 5*). Esta sustancia actúa como transmisor del dolor en los axones en combinación con la médula espinal. La sustancia P provoca la segregación de otro transmisor (glutamato), que a su vez activa otros transmisores (prostaglandinas) que transmiten al sistema nervioso central un mensaje de una experiencia dolorosa procedente de la periferia del cuerpo.

En cambio, el neurotransmisor serotonina tiene en cierta manera un efecto analgésico frente al dolor, al igual que los opiáceos propios del cuerpo (endorfinas). Normalmente, la sustancia P y su antagonista la serotonina, así como sus respectivos efectos, están equilibrados, de manera que no se pueden generar señales de dolor que no tengan sentido. Partiendo de esta base, tanto un exceso de sustancia P como una falta de serotonina nos llevarían al mismo resultado, es decir, a una mayor sensibilidad sin que existan estímulos de dolor reales.

Por las razones que sean, hoy en día resulta perfectamente aceptable que en los pacientes de fibromialgia este frágil equilibrio entre la percepción del dolor y la regulación del mismo está alterado. Además, sabemos que el procesamiento de la información en el sistema nervioso es flexible y adaptable, y ello significa que las señales de dolor pueden ser «aprendidas» y «recordadas». A partir de un momento determinado, el sistema nervioso clasifica los estímulos de dolor crónico como «normales», y los retiene como una percepción de dolor permanente. Esta capacidad del sistema nervioso es denominada por los investigadores neuroplasticidad.

Desde que se conoce la función de la neuroplasticidad, la terapia del dolor ha cambiado drásticamente. En la actualidad, es indiscutible que los dolores deben tratarse cuanto antes y de forma global para evitar que se produzca la capacidad de aprendizaje del sistema nervioso (neuroplasticidad) y la consiguiente cronicidad del dolor. Por esta razón, sobre todo en los casos de fibromialgia, es de fundamental importancia que la enfermedad se detecte y se trate cuanto antes, ya que cuanto más se ignore el dolor tanto mayor es el riesgo de que su intensidad vaya en aumento, de manera que queda «programado» en el sistema nervioso central y cada vez es más difícil incidir sobre él.

No deberíamos olvidar que el dolor es una percepción significativa e importante en la vida, y que al mismo tiempo es una señal de alarma para proteger las funciones de nuestro cuerpo. Una de las muchas teorías sobre las causas de la fibromialgia indica que en esta enfermedad tiene lugar una intensificación de señales del organismo permanente y anormalmente elevada, que para los enfermos de fibromialgia se transforma en una fuente de dolor crónico.

Sustancia P

La prueba más convincente que refuerza la hipótesis de que la alteración del equilibrio de los neurotransmisores desempeña un papel fundamental en la causa de la fibromialgia proviene de investigaciones realizadas sobre la sustancia P. En un estudio se comprobó que los pacientes de fibromialgia, comparados con personas sanas y normales, presentaban una concentración significativamente más elevada de sustancia P en el líquido encefalorraquídeo, concretamente una concentración tres veces superior. Por otra parte, estos resultados fueron confirmados a través de otros estudios. Sin embargo, siguen abiertas muchas preguntas sobre la importancia de la sustancia P en la fibromialgia:

No sabemos si en los pacientes de fibromialgia la sustancia P está aumentada a cualquier hora del día o de la noche.

No está claro si esta desviación es la causa principal de los dolores crónicos, o sólo es una causa entre muchas otras.

No se conoce si en otros síndromes dolorosos existen variaciones similares de la concentración de la sustancia P.

Tampoco sabemos si una persona puede padecer fibromialgia si la concentración de sustancia P en su líquido encefalorraquídeo es completamente normal.

Serotonina

Todavía no se ha aclarado del todo la importancia causal del neurotransmisor serotonina en relación con la fibromialgia. La serotonina es un neurotransmisor que puede provocar múltiples efectos en el organismo, ya que en las células existe una gran variedad de receptores para este neurotransmisor. Lo que es seguro es que la serotonina, junto con la sustancia P, intervienen en la regulación del procesamiento del dolor. Si el metabolismo de la serotonina está alterado, para los enfermos la percepción del dolor puede variar de forma incontrolable; por ejemplo, un apretón de manos, un infarto de miocardio o una lesión en la piel pueden causar dolores de una intensidad indistinguible.

Algo parecido sucede con el equilibrio anímico. La serotonina interviene en el estado de ánimo de las personas, y los afectados que sufren variaciones en sus niveles de serotonina pueden experimentar variaciones anímicas incontrolables (por ejemplo, manías o depresiones).

El precursor de la serotonina es un aminoácido esencial denominado triptófano, que se suele ingerir con la dieta. Los resultados de algunos estudios han demostrado que en los pacientes de fibromialgia la concentración de triptófano y de otros seis aminoácidos es menor. Pero existen varias razones que explican la menor concentración de triptófano y que tienen que ver con procesos metabólicos.

En numerosos estudios se pudo comprobar que los pacientes de fibromialgia tenían niveles muy bajos de serotonina en sangre, y al mismo tiempo también se pudo demostrar que la concentración de serotonina en sangre estaba relacionada con la intensidad de la percepción del dolor. Sobre todo, ahora se sabe que las plaquetas almacenan serotonina y la liberan durante el proceso de coagulación sanguínea. Los pacientes de fibromialgia tienen bastante menos serotonina en las plaquetas que las personas sanas. Además, se ha podido comprobar que existe una relación entre la cantidad de serotonina en las plaquetas y el número de puntos sensibles al dolor (*tenderpoints*).

Otro indicio que apunta que la causa es el menor contenido de serotonina lo aportaron los resultados de otros estudios realizados en ese sentido. En los pacientes de fibromialgia se han encontrado anticuerpos contra la serotonina. Los anticuerpos son células inmunes capaces de destruir diferentes sustancias, en este caso, la serotonina.

La serotonina también tiene una gran importancia para el equilibrio hormonal. La hipófisis, que controla, entre otras cosas, la producción de la hormona del crecimiento IGF-1 en el hígado, y de sustancias similares a la cortisona en las glándulas suprarrenales, tiene a su vez numerosos receptores para la serotonina. De esta manera, unos niveles demasiado bajos de serotonina pueden contribuir a una regulación hormonal alterada y provocar diferentes molestias en todo el cuerpo.

El hecho que determinados antidepresivos no sólo puedan influir positivamente sobre el metabolismo de la serotonina, sino también sobre la percepción del dolor en los casos de fibromialgia subraya una vez más la importancia de este neurotransmisor en esta enfermedad. Los denominados inhibidores de la recaptación de serotonina (SSRI), que posibilitan una mayor concentración de serotonina en los puntos de contacto de las neuronas, se utilizan frecuentemente, y con mucho éxito, en el tratamiento de la fibromialgia.

El médico adecuado

La mayoría de los pacientes de fibromialgia saben lo difícil que resulta encontrar a un médico que se tome en serio sus molestias, y la odisea de ir de médico en médico más bien suele ser lo normal, y no la excepción. El primer paso es el más difícil, ya que el paciente tiene que buscar a un médico que esté familiarizado con el diagnóstico clínico de la fibromialgia. El médico que reúna estas características también estará bien informado sobre las posibilidades terapéuticas de la enfermedad.

En la mayoría de los casos, el primer interlocutor suele ser el médico de cabecera, el internista o el ginecólogo. También cabe esperar de los reumatólogos que estén bien informados sobre el diagnóstico y la terapia de la fibromialgia. En cambio, muchos pacientes no han tenido experiencias muy alentadoras en sus visitas a los traumatólogos. Muchas veces, la traumatología todavía sigue centrándose en exceso en los principios de una medicina reparadora, o preconiza unilateralmente la rápida movilización de los pacientes y una terapia contra el dolor sin criterios. Sobre todo las mujeres que padecen fibromialgia indican a menudo que fueron clasificadas demasiado a la ligera como pacientes con alteraciones somatoformes, por no decir que todo era producto de su imaginación, o de alteraciones psíquicas. Todas estas afirmaciones fueron realizadas por traumatólogos. Si existe una especialidad médica a la que le vendría bien tener en cuenta los aspectos globales del tratamiento de las enfermedades o de las personas que las sufren, se trata de la traumatología.

Ejemplos de diagnósticos erróneos realizados por traumatólogos en pacientes de fibromialgia

Desgaste de la rodilla

Aquilodinia

Dolor irradiante fibromiálgico

Prolapso incipiente del disco intervertebral

Síndrome facetario

Espolón calcáneo

Molestias ginecológicas

Síndrome de la columna cervical

Artrosis en la articulación de la cadera

Artrosis en la articulación sacroilíaca

Síndrome de la columna lumbar

Osteoporosis

Dolor de espalda

Artrosis en el hombro

Pies transverso-planos

Alteraciones somatoformes

Reuma extraarticular

Renata — El arte de andar

Con 40 años, Renata se sometió a una exploración de endoscopia en la rodilla derecha debido a los dolores que sufría. En esa intervención también se alisaron quirúrgicamente las superficies articulares de la rodilla. Los problemas en la rodilla se habían manifestado con menor o mayor intensidad a lo largo de cuatro años, aunque eran más fuertes en el lado izquierdo que en el derecho. Numerosas inyecciones, administradas por médicos especialistas en medicina del deporte y traumatología, no habían conseguido eliminar las molestias. Una artroscopia practicada dos años antes tampoco tuvo éxito.

Mientras tanto, Renata ya no era capaz de subir escaleras, y ni siquiera podía subir a los estribos de los vagones de ferrocarril. Debido al dolor, la flexión de la articulación de la rodilla era casi imposible. Renata ya apenas podía ponerse en cuclillas, y sólo soportando un gran dolor era capaz de inclinarse hacia delante. Algunas veces, el dolor irradiaba hasta los glúteos y la espalda, y de vez en cuando también sentía dolores en forma de escozor en las plantas de los pies. Además, Renata sufría espasmos musculares nocturnos en las pantorrillas y alteraciones del sueño.

Finalmente, se le diagnosticó un grave desgaste de la articulación de la rodilla, que fue sustituida por una prótesis. Pero poco después de la intervención quirúrgica, los antiguos dolores volvieron con la intensidad de siempre. A pesar de meses y meses de fisioterapia, Renata no conseguía poner recta la rodilla operada sin experimentar dolor, y al andar tampoco podía cargar su peso corporal sobre el talón. A continuación, pasó una larga temporada en un balneario para continuar con la rehabilitación de su rodilla. Sin embargo, la terapia basada en ejercicios físicos sólo podía realizarla con ayuda de analgésicos.

Las repetidas exploraciones radiológicas a las que fue sometida tampoco demostraron ninguna patología, y la articulación artificial de la rodilla parecía estar bien. ¡Todo un enigma irresoluble para los médicos que la trataron!

Todo el arte de la medicina no tuvo ningún éxito frente a los dolores de Renata, y cuando hablé con ella por primera vez me dijo: «¡Sabe usted, doctor, en el fondo llevo ya seis años sufriendo de manera permanente dolores que no han variaron en nada, independientemente de lo que los médicos trataron de convencerme!»

El diagnóstico por acupresión dio como resultado que la paciente reaccionó con extraordinaria sensibilidad en los puntos típicos donde había que presionar. Al cabo de algunos días de reflexión, Renata decidió someterse a una intervención quirúrgica en el maléolo derecho. Cuatro semanas después de la intervención en el cuadrante de dolor, entró en mi consulta completamente erguida. Después de años, finalmente los dolores crónicos de Renata quedaron superados.

Información y selección del médico

Como paciente, usted puede elegir libremente a su médico. En caso de que se encuentre con un médico que no esté informado o que adopte una actitud de rechazo frente a la fibromialgia, es recomendable buscar hasta que encuentre al médico que se tome en serio sus molestias y le preste la atención que se merece. Ambas condiciones son importantes para el diagnóstico de la fibromialgia. Aparte de la exploración de los *tenderpoints,* la anamnesis, es decir, su historial previo, es el segundo pilar para el diagnóstico. Disponer de información previa sobre la propia enfermedad puede ser muy recomendable antes de ir al médico. En caso de que usted sospeche que padece fibromialgia, debería utilizar los medios de información actualmente disponibles.

Antes de visitar al médico, también es recomendable informarse previamente sobre la propia enfermedad, y para ello usted debería utilizar los siguientes recursos de información:

Vaya a una librería importante y hágase una idea de la bibliografía existente sobre la fibromialgia.

Visite una biblioteca pública e infórmese sobre la fibromialgia con la ayuda de libros y diccionarios de medicina, o a través de libros de especialidades médicas, como reumatología, traumatología y terapias contra el dolor.

Utilice Internet o pida a alguien que tenga acceso a Internet que busque información sobre la fibromialgia.

Contacte con grupos de autoayuda próximos a su lugar de residencia, que puedan proporcionarle ayuda sobre la fibromialgia.

Tenga en cuenta que debe afrontar el hecho de que la fibromialgia sigue siendo insuficientemente conocida, tanto entre gran parte de la clase médica como en la opinión pública en general. Por ello, es mejor que usted mismo se informe bien, ya que así podrá plantear a su médico las preguntas adecuadas y conseguir respuestas satisfactorias.

Información sobre fibromialgia en Internet

Con ayuda de los motores de búsqueda, introduzca los términos fibromialgia, síndrome de fibromialgia y SFM, o, en inglés, *fibromyalgia*.

Haga un *clic* si desea ver solamente páginas web en español, o bien todas las páginas en el plano internacional.

Los siguientes son buenos motores de búsqueda:

www.google.com

www.google.es

www.altavista.es

www.yahoo.com
www.yahoo.es

Encontrar al médico adecuado

Primero acuda a su médico de cabecera y déjese aconsejar.

Busque el consejo de un médico internista.

Déjese aconsejar por un reumatólogo.

Acuda a un grupo de autoayuda para que le recomienden un médico familiarizado con la fibromialgia.

Evite a los médicos que le hagan sentirse incomprendido/a.

Evite a los médicos que le dediquen tiempo y atención insuficientes.

Evite a los médicos que le hagan la siguiente pregunta: «¿Dónde le duele? ¡Indíqueme la parte del cuerpo que le duele!»

Abandone inmediatamente la consulta de cualquier médico que al cabo de cinco minutos le proponga una operación quirúrgica.

Desconfíe usted de las propuestas terapéuticas propagadas a gran escala en la prensa amarilla, muchas veces con el apoyo de personas famosas.

Si la sala de espera de la consulta está muy llena, éste puede ser un indicio de que las terapias del medico en cuestión a lo mejor no son tan efectivas como se consideraba.

Ejerza su derecho a elegir a su médico, y en caso de duda acuda a la consulta de otro facultativo.

Decídase por el médico más adecuado, según su juicio y convencimiento.

Déjese guiar por su intuición y no se deje influir. Finalmente, decídase cuando esté bien informado y seguro de su decisión. En los tiempos que corren, uno puede lamentarse o no, pero la iniciativa propia y una sana porción de desconfianza a la hora de buscar el médico y el tratamiento adecuados son condiciones previas importantes para el éxito de la terapia.

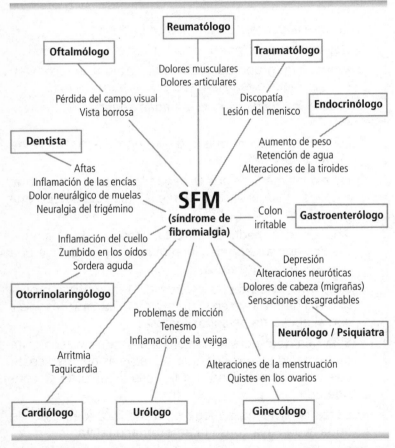

Médicos especialistas que pueden ser consultados en el diagnóstico y tratamiento del síndrome de fibromialgia (según Hoffmann/Lindner, 1999).

No desespere, ya que hay muchos médicos bien informados sobre la fibromialgia. Puede parecer duro, pero su tarea consiste en encontrar a uno de esos médicos.

Melanie — Fibromialgia en vez de reuma

Con siete años, Melanie era una niña preciosa y vivaracha que vivía en el valle del Ziller, en Austria. Un día, jugando en un árbol, resbaló y cayó de espaldas sobre la hierba desde una altura de dos metros. A pesar de los dolores, localizados en espalda, cabeza, brazos y entre los omóplatos, tenía que seguir ayudando en la granja familiar. En aquel entonces, el médico prometió a su madre que la niña dejaría los dolores atrás a medida que fuera creciendo, pero, muy al contrario, los dolores de cabeza y en la cara fueron en aumento, al igual que el dolor en las muñecas. Pero el médico de cabecera le dio un consejo: «¡La pequeña tiene un cabello muy fuerte y denso, y las trenzas que lleva pesan demasiado para su pequeña cabeza. Hay que cortarlas!» No había vuelta de hoja. Le cortaron las trenzas, y desde los 14 años Melanie lleva el pelo corto. Pero los dolores permanecieron.

Hasta hoy, Melanie no ha olvidado esta experiencia: «Siempre que me quejaba de mis dolores me cortaban algo.» Cuando empezó a tener dolores en el antepié, se le extirpó una parte del juanete. Cuando tuvo dolores en la rodilla derecha, se le extirpó el menisco. Cuando comenzó a tener dolores en la ingle le querían extirpar el útero, debido a un desplazamiento descendente de la matriz. Desde entonces, no dejó que ningún médico se le acercara.

Melanie tenía ya 42 años, estaba casada y era madre de varios hijos, y la primera vez que vino a visitarme decía de sí misma que era «vieja». A pesar de que ya había sido operada por un síndrome del túnel carpiano, debido al dolor crónico ya no podía realizar las labores de casa. Además, Melanie padecía un zumbido permanente en los oídos, le dolía cuando masticaba la comida, y sufría de sinusitis y dolores en la caja torácica. La habían clasificado como una «paciente de reuma» seronegativa, y a pesar de ello fue tratada con cortisona. Melanie acudió a mí porque los reumatólogos tenían la intención de aplicarle quimioterapia con una fuerte sustancia tóxica celular, el metotrexato.

Como resultado de la exploración corporal mediante la acupresión, pude constatar que Melanie sufría de fibromialgia desde el mismo momento en que se había caído del árbol. La fibromialgia ya afectaba al cuadrante derecho superior e inferior, mientras que la mitad izquierda de su cuerpo no estaba tan afectada. Después de la intervención quirúrgica en el cuadrante superior derecho, al cabo de un mes habían desaparecido los dolores de cabeza y en la cara. Seis meses después de la operación Melanie dejó de tener molestias. Hoy, con 43 años, Melanie se siente joven, aunque ya no lleva trenzas.

Primer contacto con el médico

Encontrar un buen médico es tan difícil como encontrar un buen abogado. A lo mejor usted no es consciente de esta circunstancia, ya que la autopresentación de la clase médica afirma todo lo contrario: todos los médicos son igualmente buenos. ¡Vaya usted a ver al médico más próximo! Piense que los juicios globales siempre son falsos. Los médicos no son todos igual de buenos, en la misma medida que no lo son todos los profesionales que ejercen un oficio, los policías, los asesores financieros, los promotores turísticos o los profesores. Los tiempos en los que un médico podía parecer un semidiós vestido de blanco hace mucho que han pasado a la historia. En la actualidad, la consulta de un médico, en muchos aspectos, se parece mucho a la sede de una pequeña o mediana empresa, pendiente del mercado y de la competencia, sujeta a los cambios económicos al igual que un negocio de recambios de coches.

El trasfondo de las informaciones erróneas comentadas anteriormente sobre la autopresentación de la clase médica es complejo, y no se puede discutir en este libro. La formación básica de los médicos puede ser la misma, pero la puesta en práctica de esta formación depende de la personalidad de cada médico. Además, la terapia del dolor no es una parte obligatoria de la formación de los médicos.

Como paciente que tiene la sospecha de padecer una enfermedad incurable como la fibromialgia, tiene usted derecho a consultar a varios médicos.

La base para el diagnóstico de la fibromialgia es un extenso interrogatorio del paciente por parte del médico (anamnesis).

La exploración corporal del paciente y el control de los *tenderpoints* es la segunda condición previa importante para el diagnóstico de la fibromialgia.

Si usted detecta en la primera visita que estos dos puntos no se tienen en cuenta suficientemente, puede indicárselos amablemente al médico en base a la información previa que usted posee. En caso de que el médico reaccione con irritación o enfado, es recomendable cambiar de médico inmediatamente.

Al concertar la primera visita, avise a la enfermera de que será más larga de lo habitual, ya que usted sospecha que sufre de fibromialgia.

En su primer contacto con el médico, debe informarle de que ya sospecha de un diagnóstico determinado. En ese primer contacto debería prestar atención a si el médico le escucha, si él puede confirmar su sospecha de que padece fibromialgia, aportando su punto de vista, y qué pasos diagnósticos posteriores podría iniciar.

A continuación, el médico solicitará diferentes medidas diagnósticas, como por ejemplo un análisis de sangre, para conocer los valores de laboratorio más importantes. Concierte usted una segunda visita, o piense en la posibilidad y la utilidad de acudir a un médico especialista.

Es muy improbable que el diagnóstico sea inmediato. ¡Cambie usted de médico enseguida si le da un diagnóstico al cabo de cinco minutos! Puesto que los médicos suelen disponer de poco tiempo, éste debería utilizarse razonablemente, y por eso es muy recomendable que usted le facilite un breve resumen de sus molestias. Antes de acudir a la consulta, en su casa, puede anotar sus molestias y preguntas, para presentárselas al médico cuando le visite. Es bueno saber cuáles son las preguntas que más le interesan al médico.

Preguntas del médico en caso de sospecha de fibromialgia

Describa usted sus molestias y síndromes actuales.

¿Cuándo empezaron sus molestias?

¿Dónde se manifestaron los primeros síntomas?

¿Cómo progresó y cómo se extendió el dolor?

¿Existen otras patologías asociadas a estos síntomas, como por ejemplo: colon irritable, inflamación de la vejiga, dolores de cabeza, depresión o crisis de angustia?

¿Sufre usted alteraciones del sueño (problemas para dormirse o para dormir toda la noche), se despierta varias veces a lo largo de la noche y por las mañanas se siente como «machacado», o agotado durante el día?

¿Qué otras enfermedades tiene usted? (Por ejemplo, alguna patología tiroidea, diabetes o una afección cardiaca.)

¿Qué medicamentos toma actualmente?

¿Qué medicamentos tomaba antes?

¿Se ha sometido a alguna intervención quirúrgica en el pasado? ¿Cuándo? ¿Por qué?

¿Qué análisis de laboratorio y radiografías se le han realizado? ¿Cuál es el resultado de estas pruebas?

Si está usted bien informado sobre la fibromialgia, es recomendable que tenga paciencia con su médico en el caso de que él no lo estuviera, ya que necesitará un médico como compañero fiable en el camino, para controlar bien sus síntomas y conseguir una vida con menos dolor. ¡No exagere con sus conocimientos! Es necesaria una actitud cortés y amable, pero también una firme determinación en la colaboración con el médico que le trate. Después de un primer contacto, valore usted mismo si está satisfecho, y en qué medida, del primer contacto con su médico.

Formulario para elegir el médico adecuado

¿Le ha escuchado el médico? .... ☐

¿Se ha interesado el médico por su calvario? .... ☐

¿Ha mostrado interés? .... ☐

¿Se ha tomado tiempo suficiente para esta primera conversación? .... ☐

¿Tiene usted la impresión de que el médico está familiarizado con la fibromialgia? .... ☐

¿Le parece que el médico está dispuesto a aprender cosas nuevas o a informarse sobre la fibromialgia? .. ☐

En cualquier caso, cambie de médico si éste no es capaz de escucharle o no está dispuesto a aprender cosas nuevas, si sus argumentos no están libres de prejuicios o si no le toma en serio.

Si el médico le interrumpe con el argumento de que no tiene tiempo para escucharle, es evidente que no se trata del interlocutor adecuado.

El diagnóstico y el tratamiento efectivo de la fibromialgia deben basarse en la colaboración amistosa y confiada entre paciente y médico.

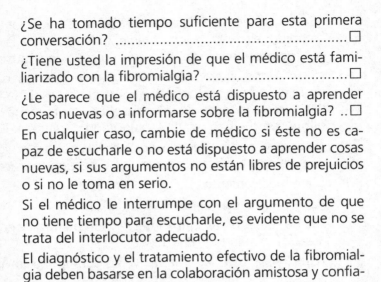

¿En qué medida está usted satisfecho/a del tratamiento por parte de su...?

Reumatólogo
Fisioterapeuta
Neurólogo
Quiropráctico
Internista
Médico de cabecera

Más satisfecho

Menos satisfecho

¿Cómo valora usted el éxito de su tratamiento en una escala de 1 a 10?

Terapia con o sin medicamentos
Información y explicaciones

1   10

Resultados de una encuesta a más de 6.000 pacientes de fibromialgia en Estados Unidos (*Fibromyalgia Network Newsletter*, 1997).

Como paciente bien informado, usted sabe que no puede esperar milagros, y que hasta la fecha no existe ninguna prueba de laboratorio, radiológica o de imagen con la que se pueda comprobar la fibromialgia. Ello sólo lo puede aportar una anamnesis exhaustiva y exacta, así como la exploración del cuerpo del paciente. Sin embargo, las pruebas de laboratorio, los rayos X y otros procedimientos diagnósticos pueden utilizarse para excluir o constatar la posible existencia de enfermedades simultáneas.

La necesaria colaboración entre médico y paciente

El primer experto en materia de fibromialgia es el paciente mismo, ya que por su experiencia, tras sufrir durante años los síntomas de la fibromialgia, sabe más que nadie sobre esa enfermedad. Sólo usted experimenta el dolor, y no el médico, ni la ayudante del médico, ni los enfermeros, ni la mutua. Usted sabe muy bien qué tipo de vida mejora o empeora su estado de salud.

Por esta razón, es recomendable buscar la colaboración de un médico que reconozca la competencia de la persona afectada y que, aportando el punto de vista médico, sepa utilizarla provechosamente en beneficio del propio paciente. Muchos pacientes de fibromialgia están mejor informados que su médico, y con frecuencia conocen también las hipótesis y los enfoques terapéuticos más recientes.

Una colaboración adecuada entre el paciente y el médico también implica que usted no debe adoptar una actitud pasiva, sino cooperar activamente en la estrategia del tratamiento de sus síntomas. Por ejemplo, el paciente de fibromialgia decide por sí mismo qué intensidad debe tener su entrenamiento físico y, al final, también es él quien decide qué y cuántos fármacos propuestos por el médico tomará finalmente.

Así el paciente de fibromialgia se convierte en un interlocutor respetado por el médico. Los médicos, que debido al concepto que tienen de sí mismos no puedan o no quieran aceptarlo, deben descartarse como aliados en el proceso de tratamiento de la fibromialgia. No deberíamos olvidar que los pacientes de fibromialgia tienen que luchar en varios frentes, y por ello necesitan un apoyo eficaz y competente:

El paciente de fibromialgia tiene que convivir con su familia, y ésta con él.

El paciente de fibromialgia tiene que entenderse con sus amigos, y éstos con él.

El paciente de fibromialgia tiene que arreglárselas en su profesión y con sus compañeros de trabajo y sus superiores.

La fibromialgia no es una enfermedad imaginaria, sino una enfermedad real, y precisa un tratamiento a largo plazo en el que puede haber éxitos, frustraciones y retrocesos.

La tarea principal del médico que trata a un paciente de fibromialgia es ser un aliado competente en la lucha contra la fibromialgia. Debe poner sus conocimientos médicos al servicio del tratamiento de los síntomas de la enfermedad, es decir, una terapia farmacológica razonable contra el dolor, la fatiga y las alteraciones del sueño, así como sugerir al paciente que visite a un especialista, o aplicar terapias convencionales, alternativas o no convencionales que ayuden a limitar la discapacidad del paciente. Sin embargo, el médico siempre debe saber aceptar que sobre la fibromialgia sólo se puede incidir de manera muy limitada. Según el estado actual de la investigación, la fibromialgia es tratable, pero no curable.

Conceptos terapéuticos relativos a la fibromialgia

Puesto que las causas de la fibromialgia siguen siendo desconocidas, no existe una terapia que resulte efectiva para cualquier paciente, a fin de liberarle de su dolor para siempre. Quien afirme lo contrario está mintiendo. Los conceptos terapéuticos actuales relativos a la fibromialgia se basan sobre todo en la lucha contra los síntomas, como el dolor, la fatiga o las alteraciones que limitan gravemente la salud de los pacientes.

Las experiencias con los conceptos terapéuticos utilizados hasta ahora han demostrado que lo que tiene más éxito es la combinación individual razonable de terapias, el denominado tratamiento multimodal. Por lo general, la simple medicina reparadora, orientada a los diferentes síntomas, suele fracasar. En cambio, se han conseguido muy buenos resultados con conceptos terapéuticos integrales que tienen en cuenta procedimientos y terapias de la medicina convencional y alternativa, así como terapias no convencionales con nuevas hipótesis, como por ejemplo la intervención quirúrgica en los cuadrantes de dolor que yo he desarrollado.

Con frecuencia los pacientes afectados tienen problemas para decidirse ante las numerosas y variadas ofertas terapéuticas. Por lo general lo hacen en función de la intensidad de sus molestias, y en su mayoría se decantan por una combinación de terapias. Aparte de las explicaciones y de la información sobre las posibles causas, el diagnóstico y la terapia de la fibromialgia, existe una amplia gama de ofertas terapéuticas convencionales, alternativas y no convencionales. En este capítulo del libro me parece indicado ofrecerles un resumen de las posibilidades de tratamiento existentes.

Conceptos terapéuticos de la fibromialgia

Terapia social

Explicación e información a los pacientes sobre la enfermedad y las terapias.

Explicación e información al entorno social de los pacientes sobre la enfermedad y sus terapias.

Asesoramiento respecto a un cambio de estilo de vida razonable.

Apoyo en situaciones de conflicto mediante peritajes en caso de problemas para jubilarse.

Terapias convencionales

Terapia farmacológica

Fisioterapia

Psicoterapia

Terapia contra el dolor local

Terapias alternativas

Plantas medicinales y complementos nutricionales

Homeopatía

Alimentación

Programas antiestrés

Quiropráctica

Medicina tradicional china

Terapias no convencionales

Intervención quirúrgica en los cuadrantes de dolor

Terapia farmacológica

De acuerdo con la compleja sintomatología de la fibromialgia, se pueden utilizar fármacos con sustancias reactivas muy diferentes, como analgésicos, antidepresivos, tranquilizantes o relajantes musculares. Para la terapia farmacológica, con excepción de los analgésicos, hay una regla general según la cual en la mayoría de los casos las dosis mínimas suelen ser suficientes.

Debido a que los pacientes de fibromialgia no sufren ninguna enfermedad psíquica, es necesaria una dosis menor de la que habitualmente se recomienda. El error más frecuente en la terapia farmacológica de la fibromialgia es una dosis excesiva, que comporta los correspondientes efectos secundarios.

Hay que tener presente que los síntomas de la fibromialgia son distintos en cada paciente, y por ello el tratamiento ha de ser individualizado.

Analgésicos

Para la terapia contra el dolor disponemos de los analgésicos. Este grupo de fármacos incluye los analgésicos no esteroideos (NSAID, NSAR), pero también los anestésicos opiáceos con efectos de diferente intensidad, que se suministran en función de la intensidad del dolor. Los opiáceos más fuertes están sujetos a las disposiciones legales vigentes en esta materia, y el médico ha de prescribirlos en una receta especial. Muchos médicos todavía evitan dar este paso debido a las complicaciones y restricciones burocráticas que suponen estas recetas, con el consiguiente perjuicio para sus pacientes en forma de fuertes dolores que les limitan seriamente. El prejuicio que los analgésicos opiáceos crean adicción es falso y contraproducente, ya que los opiáceos actuales, si se administran bien, son más seguros y se toleran mejor que muchos tranquilizantes.

Muchos pacientes de fibromialgia afirman que sus dolores mejoran con la toma de aspirina (ácido acetilsalicílico) o de sustancias reactivas similares. Sin embargo, no se debe olvidar que la toma sistemática de los NSAID (analgésicos no esteroideos) aumenta el peligro de desarrollar enfermedades del aparato digestivo (estómago, intestinos). Parece ser que sustancias nuevas, como los llamados inhibidores COX-2, son mejor tolerados. Algunos NSAID se pueden obtener sin receta, y la mayoría de los médicos suele recetar primero sustancias de este tipo.

El ibuprofeno combinado con psicofármacos aumenta su efectividad.

El naxopreno, combinado con el antidepresivo tricíclico amitriptilina, mejora de manera evidente el alivio del dolor y la calidad del sueño.

En caso de que en pacientes con dolores graves los NSAID sean insuficientes a largo plazo, el empleo puntual de opiáceos puede ser razonable. Hoy en día se debe considerar un fallo en la práctica médica el hecho que un médico se niegue a suministrar opiáceos a un paciente con fuertes dolores. Los médicos no deben negarse a utilizar estos fármacos, pues de lo contrario pueden incurrir en responsabilidades civiles y penales; y usted, como paciente, debe insistir en que le faciliten un analgésico efectivo.

Analgésicos en la fibromialgia

Fármacos no esteroideos, sustancias que actúan en el sistema nervioso periférico (NSAID)

Acemetacina	Ibuprofeno
Ácido acetilsalicílico	Indometacina

Azapropazona
Celecoxib
Diclofenaco
Diflunisal
Fenbufeno
Flurbiprofeno

Ketoprofeno
Meloxicam
Naproxeno
Piroxicam
Sulindac

Sustancias reactivas en el sistema nervioso central (opiáceos)

Reacción débil a mediana
Codeína
Dextropropoxifeno
Dihidrocodeína
Hidrocodona
Tilidina
Tramadol

Reacción fuerte
Buprenorfina
Fentanilo
Hidromorfona
Oxicodona
Pentazocina
Petidina

Antidepresivos tricíclicos (TCA)

Con la ayuda de los llamados antidepresivos tricíclicos se puede mejorar la calidad del sueño (el denominado sueño delta) y aumentar la disponibilidad de serotonina en los puntos de contacto de las neuronas (sinapsis), de manera que se incrementa la efectividad de las sustancias del propio cuerpo que inhiben el dolor (opiáceos endógenos). El principal efecto de los antidepresivos consiste en mejorar el ánimo. Los efectos secundarios de los antidepresivos tricíclicos pueden ser: estreñimiento, sequedad de boca, somnolencia, aumento de peso, vista borrosa, problemas de micción, angustia y taquicardia. Los antidepresivos tricíclicos deben tomarse una o dos horas antes de acostarse.

El efecto y la tolerancia de la amitriptilina se investigaron en numerosos estudios, comparándolos con un medicamento ficticio sin ningún efecto (placebo). Algunos pacientes de fibromialgia se beneficiaron de los efectos de la amitriptilina, mientras que otros no la toleraron. Normalmente, las dosis necesarias son muy pequeñas (de 6 a 10 miligramos diarios), ya que con ello se evitan los efectos secundarios y sentirse «con resaca» durante el día. Es posible que al cabo de unos meses el efecto de este medicamento disminuya.

Para la nortriptilina, en el caso de la fibromialgia, no disponemos de resultados de estudios realizados con control de placebo, aunque esta sustancia suele tolerarse mejor que la amitriptilina. La nortriptilina también debe administrarse en dosis muy pequeñas, al igual que la doxepina, que suele tener una mejor tolerancia.

Antidepresivos tricíclicos en la fibromialgia

Amitriptilina
Doxepina
Nortriptilina

Inhibidores de la recaptación de serotonina (SSRI)

Los inhibidores de la recaptación de serotonina forman parte de la última generación de antidepresivos. Debido a que estas sustancias aumentan el contenido de serotonina en los puntos de contacto de las neuronas (sinapsis), parecen muy indicadas para el tratamiento de la fibromialgia, ya que los pacientes de fibromialgia mayoritariamente suelen presentar un déficit de serotonina. Los SSRI tienen una tolerancia considerablemente mejor que los antidepresivos tricíclicos, y mejoran el ánimo de los pacientes. Los efectos secundarios pueden ser los siguientes: vértigo, inquietud, alteraciones del aparato digestivo y pérdida de peso. Hasta ahora millones de personas se han beneficiado del tratamiento con fluoxetina. En el tratamiento de la fibromialgia con SSRI también se recomienda una dosis significativamente menor que en la depresión.

La fluoxetina sí se ha investigado en pacientes de fibromialgia. Los estudios de control con placebo constataron que mejoraba sensiblemente el ánimo en los casos de depresión, pero que carecía de efecto sobre el dolor. La paroxetina es un SSRI altamente selectivo, para el que todavía no existen datos referentes a estudios en casos de fibromialgia. La sertralina se utiliza a menudo como tranquilizante (sedante) para mejorar el sueño de los pacientes. La experiencia también ha demostrado que posiblemente con la sertralina se puede influir favorablemente en el dolor y la fatiga, pero aún faltan los datos de estudios realizados en pacientes de fibromialgia y todavía no está clara la importancia de la sertralina en la terapia de la fibromialgia.

Inhibidores de la recaptación de serotonina (SSRI) en la fibromialgia

Fluoxetina

Paroxetina

Sertralina

Relajantes musculares

Puesto que partimos de la hipótesis que las contracturas musculares contribuyen a la sintomatología del dolor en la fibromialgia, parece razonable emplear en el tratamiento sustancias que relajen los músculos (relajantes musculares). Los relajantes musculares pueden mejorar las contracturas musculares, reducir la sensibilidad al dolor en los *tenderpoints,* mejorar la calidad del sueño y prevenir la fatiga. Los efectos secundarios son: estreñimiento, sequedad de boca, somnolencia, dolor de cabeza, vértigo y palpitaciones.

En los estudios de control con placebo en pacientes de fibromialgia, la ciclobenzadrina demostró ser efectiva. En resumen, se puede afirmar que los efectos de la ciclobenzadrina se parecen a los de la amitriptilina. Se recomienda tomar una cuarta parte de la dosis normal antes de acostarse. Sobre todo la orfenadrina ha resultado ser muy efectiva en los pacientes de fibromialgia que no toleran ni la amitriptilina ni la ciclobenzadrina. Parece ser que la orfenadrina tiene un efecto inhibidor del dolor, pero aún no disponemos de datos fiables de estudios realizados en ese sentido. A veces la orfenadrina se emplea en combinación con otros fármacos.

En concentraciones relevantes para la terapia, el relajante muscular tolperisona reduce la estimulación de los canales de sodio localizados en las membranas celulares de las neuronas y controlados por tensión bioeléctrica, y posiblemente también de los canales de sodio de las dendritas de las neuronas del sistema nervioso central. La tolperisona puede ser útil en las complejas estrategias del tratamiento secundario del síndrome de la fibromialgia, y es una opción farmacológica para desacondicionar los estímulos del dolor crónico.

Relajantes musculares en la fibromialgia

Ciclobenzadrina
Orfenadrina
Tolperisona

Tranquilizantes (sedantes) y somníferos

Para el tranquilizante clonazepam, la llamada benzodiazepina, no disponemos de datos de estudios realizados en relación a la fibromialgia, pero se supone que podría ser una sustancia útil para la protección contra los espasmos musculares nocturnos (mioclonías). El clonazepam tiene un efecto inhibidor frente a los espasmos (anticonvulsivo) que tienen su origen en el sistema nervioso central. Los efectos secundarios son: desánimo, somnolencia, estreñimiento, alteraciones de la movilidad y peligro de adicción. En pacientes de fibromialgia con espasmos musculares nocturnos, así como en los casos de sueño muy inquieto, el clonazepam demostró ser un fármaco efectivo. El clonazepam no debería ingerirse conjuntamente con alcohol, ni dejar de tomarse repentinamente.

El zolpidem es un tranquilizante que no pertenece al grupo de las benzodiazepinas y que no interfiere negativamente en las fases del sueño 3 y 4. La mayoría de las personas toleran el zolpidem sin efectos secundarios significativos y sin el peligro de una potencial adicción. Esta sustancia también puede emplearse en pacientes de fibromialgia con graves alteraciones del sueño. Sin embargo, en los casos de fibromialgia todavía nos faltan datos fiables de estudios realizados con zolpidem.

Tranquilizantes (sedantes) y somníferos en la fibromialgia

Clonazepam

Zolpidem

No debemos olvidar que los fármacos no combaten las causas de la fibromialgia, sino que sólo alivian determinados síntomas de la enfermedad. Algunos pacientes necesitarán dosis menores que otros, en determinados casos sólo la cuarta parte de las dosis recomendadas. Otros pacientes sólo necesitarán los fármacos en momentos de crisis y en caso de dolores agudos. Numerosos fármacos actúan sobre el sistema nervioso central, lo que conlleva que durante el día la capacidad de concentración de los pacientes sea menor, y que el sueño posiblemente se vea alterado.

La mayoría de las veces, la elección del fármaco correcto, el momento correcto de la toma y la dosis adecuada vienen determinados por la prueba y el error. En cualquier caso, el paciente siempre debería consultar al médico acerca de qué fármaco o combinación de fármacos pueden ser útiles para combatir los espasmos y los dolores musculares, el dolor en general, la depresión y las alteraciones del sueño. Es aquí donde se requiere la colaboración adecuada entre médico y paciente.

A fin de evitar errores y malentendidos en relación con la terapia farmacológica, puede ser recomendable llevar dos dietarios, uno para el dolor y un segundo para los fármacos que tome el paciente.

En estos dietarios debería registrarse la fecha de la primera toma de la medicación, el nombre del fármaco, la dosis individual, la hora de la toma, así como las reacciones y los efectos secundarios observados.

Cualquier cambio de la dosis debería anotarse, documentando también la eficacia o ineficacia del medicamento en cuestión, y no olvidar de anotar la fecha en que finalice la toma del fármaco.

Un dietario riguroso sobre los fármacos, junto con un dietario sobre el dolor, puede proporcionar conclusiones sobre qué medicamento es efectivo o ineficaz en determinados estados, y qué medicamentos se tomaban con una dosis demasiado elevada o demasiado pequeña.

Berta — El «cuchillo» en la espalda

Hace un tiempo, Berta, una agricultora de 52 años, me visitó en mi consulta porque desde 1994 sufría dolores en la nuca que irradiaban hacia la cabeza y la mandíbula. Eran dolores extremadamente fuertes, que la molestaban sobre todo al ordeñar las vacas, y en aquella época empezó el calvario de Berta.

Primero se sometió a numerosas terapias, costosas en tiempo y en dinero, del médico de cabecera y de múltiples especialistas (otorrinolaringólogos, oftalmólogos, dentistas, traumatólogos y neurólogos), todas sin ningún éxito. En este ir y venir a los médicos, por ejemplo, le extrajeron tres dientes completamente sanos que supuestamente habían causado los dolores, pero éstos persistían. Es más, mientras tanto, el dolor se había intensificado y alcanzado también el brazo derecho.

Se le practicaron tratamientos intensivos con radiaciones, masajes y pomadas, pero en vez de experimentar mejoría sucedió todo lo contrario, ya que el dolor en el brazo, la nuca y la cabeza era cada vez más intenso, hasta llegar a ser totalmente insoportable. Además, Berta empezó a tener problemas para concentrarse, lo que constituía un peligro a la hora de conducir y realizar las tareas de la granja.

Finalmente, el médico de cabecera ingresó a Berta en una clínica neurológica, donde permaneció cinco semanas y recibió más de cien perfusiones, así como una cantidad enorme de analgésicos y tranquilizantes, pero sin éxito.

«Me da la sensación de que tengo un cuchillo clavado en la espalda, junto a la escápula derecha», dijo Berta cuando le preguntaron por sus dolores. Esta descripción tan plástica tuvo como consecuencia su ingreso en una unidad de enfermedades psicosomáticas, donde fue examinada y tratada durante otros 15 días. La campesina fuerte y resistente insistió en que estaba mentalmente sana, y que sus dolores no eran imaginarios, sino reales. Finalmente, el tratamiento psicosomático fue interrumpido antes de finalizar.

Al cabo de casi cinco años, Berta ya no podía soportar los dolores crónicos, desarrolló un cuadro depresivo y fue diagnosticada como un caso sin posibilidades de curación. El diagnóstico neurológico determinó un síndrome de fibromialgia, y se le explicó que tenía que vivir con esa enfermedad incurable. Sin embargo, ante esta perspectiva la granjera arraigada en su tierra no quiso conformarse. Había días en que los dolores eran tan fuertes que Berta ya no tenía ganas de vivir.

Después de una conversación exhaustiva con Berta, la exploré con la ayuda del diagnóstico de acupresión. Así se demostró que realmente padecía fibromialgia, y que tenía afectado sobre todo el cuadrante superior derecho. Le expliqué que con una intervención en el cuadrante de dolor del antebrazo derecho, alrededor del codo, tenía grandes posibilidades de librarse de sus dolores. Berta se decidió por una intervención inmediata, y esa misma mañana la operé.

Hacia el final de la intervención, la paciente me dijo muy excitada: «Doctor, ahora me está usted sacando el cuchillo de la espalda, y siento cómo poco a poco va saliendo». Al darle el alta médica, Berta afirmó que tenía la sensación de que se le había quitado el cuchillo, y que los peores dolores habían desaparecido. Llena de alivio, constató: «Los horribles dolores que padecí durante años han desaparecido. Ha sido un milagro».

Posteriormente, la paciente seguía sin dolor y podía volver a trabajar en su granja. En la actualidad, presta su apoyo a muchos otros pacientes aportando sus consejos y su buena experiencia con la intervención en el cuadrante de dolor.

Fisioterapia

Con procedimientos de fisioterapia se pretende incidir favorablemente sobre los aspectos sintomáticos de los pacientes de fibromialgia: aliviar el dolor, relajar la musculatura, distender el tejido conjuntivo, mejorar las funciones y las condiciones articulares, corregir posturas inadecuadas, así como las posturas que adopta el paciente para tratar de evitar el dolor, prevenir la sobrecarga y, al mismo tiempo, tratar otras enfermedades asociadas a la fibromialgia. Por lo general, en los pacientes de fibromialgia el médico y el fisioterapeuta deberían averiguar cuáles son los tratamientos más adecuados. Con frecuencia la fisioterapia sólo está indicada en determinadas fases y durante períodos cortos de tiempo; por ejemplo, masajes en la nuca y en el hombro para eliminar contracturas, o en caso de dolor de cabeza.

En los pacientes de fibromialgia, todas las terapias que impliquen algún movimiento tienen la desventaja que la capacidad de movilidad corporal puede verse limitada por el dolor. Para un entrenamiento efectivo que fortalezca la musculatura y la activación de la circulación, es condición previa tener una mínima resistencia física. Sin embargo, no es extraño que antes o durante un entrenamiento basado en movimientos sea necesaria una terapia contra el dolor con la ayuda de fármacos. Es recomendable hacer excursiones a pie, ir en bicicleta o correr de forma moderada. El grado de resistencia física sólo puede aumentar de manera lenta y gradual, con el máximo cuidado, pues hay que tener en cuenta que se puede producir una crisis de dolor aguda. Lo mismo puede afirmarse del entrenamiento isométrico, los estiramientos (*stretching*), el aeróbic, la corrección postural y la gimnasia funcional.

Muchos pacientes de fibromialgia experimentan un agradable alivio del dolor con la aplicación de calor. En efecto, el calor reduce el tono muscular y aumenta el riego sanguíneo de la piel y/o de la musculatura, contribuyendo a drenar las toxinas a través de la superficie corporal. En ocasiones también se han producido experiencias positivas con la aplicación de frío, por ejemplo, la terapia de frío en todo el cuerpo; los pacientes indicaban que la calidad del sueño mejoraba, que éste era más reparador que antes y que su ánimo se estabilizaba. El efecto terapéutico del frío se debe a su acción relajante sobre los músculos (reducción del tono muscular), así como a un mejor riego sanguíneo por reflejo en las capas profundas de la piel y la musculatura. Sin embargo, muchos pacientes de fibromialgia no aceptan la terapia de frío aplicada en todo el cuerpo, ya que prefieren el calor.

Existen investigaciones cuyos resultados demuestran que la fisioterapia, como tratamiento secundario, no resulta muy efectiva, ya que los pacientes de fibromialgia, en comparación con las personas sanas o los pacientes que sufren otras enfermedades, pueden tener reacciones «atípicas» frente a este tipo de tratamiento. El masaje clásico, o el masaje del tejido conjuntivo, pueden provocar contracturas musculares por reflejo. La aplicación de cataplasmas calientes, baños de Stanger, corrientes estimulantes (iontoforesis), campos eléctricos o magnéticos, pueden aumentar el dolor. Incluso entrenamientos de movilidad ligeros, como ir en bicicleta o hacer *footing,* pueden provocar rápidamente en muchos pacientes de fibromialgia dolores en las rodillas o contracturas en la musculatura de brazos y hombros.

Precaución:

La aplicación de fango (aplicación de calor), los baños Stanger (iontoforesis) y la aplicación de campos eléctricos o magnéticos pueden aumentar el dolor.

Precaución:

Cualquier terapia que implique movimiento debe iniciarse lentamente y con sumo cuidado, aumentando la carga muy poco a poco. El límite del dolor debe vigilarse atentamente, evitando el estrés a través de la repetición de los movimientos de los músculos (movimientos repetitivos).

Fisioterapia en la fibromialgia

Aeróbic para mejorar la forma física

Baños con movimientos

Entrenamiento con movimientos

Masaje del tejido conjuntivo

Gimnasia funcional

Entrenamiento postural

Entrenamiento isométrico

Aplicación de frío

Masaje clásico

Corrientes estimulantes (iontoforesis)

Stretching (estiramientos)

Aplicación de calor

Psicoterapia

En la mayoría de los casos, la psicoterapia se considera parte esencial de la terapia de la fibromialgia. No obstante, su importancia como tal puede ser cuestionada abiertamente si se tiene en cuenta que en los pacientes de fibromialgia

113

nunca se ha demostrado de manera convincente la existencia de alteraciones psíquicas como causas de la enfermedad, unas causas que, por otra parte, siguen siendo desconocidas. La consulta a neurólogos, psiquiatras, psicoterapeutas y especialistas en enfermedades psicosomáticas no debería realizarse desde el punto de vista que estos tratamientos sean necesarios porque principalmente estemos ante un problema psíquico.

Los médicos que clasifican la fibromialgia como una enfermedad psicosomática suelen utilizar la psicoterapia verbal como medio para resolver los conflictos. Según su criterio y convicción, los conflictos no superados son la causa de tensiones físicas y/o psíquicas. Este tipo de terapias puede realizarse individualmente o en grupos, o bien en el ámbito de la familia.

Según estudios realizados, la terapia cognitiva del comportamiento es una herramienta psicoterapéutica efectiva de la que pueden beneficiarse muchos pacientes, y se recomienda como medida terapéutica básica en los casos de fibromialgia. En la llamada «reestructuración cognitiva» se intenta conseguir una nueva actitud y una mejor superación de la experiencia que representa el dolor. Para ello, es muy importante la información sistemática respecto a todos los aspectos de la enfermedad.

Recibir información sobre la enfermedad y la motivación para que el paciente tenga más iniciativa propia son también objetivos del tratamiento mediante psicoterapia (educación psíquica). Sin embargo, no deberíamos olvidar que generalmente los psicoterapeutas no realizan exploraciones corporales, y posiblemente no podrán detectar la especial sensibilidad al dolor en los *tenderpoints*.

La hipnosis es muy apta para conseguir un estado de relajación corporal, distensión y eliminación de la angustia. Los resultados de un estudio realizado con control demostraron que los síntomas de dolor y fatiga mejoraron en los pacientes de fibromialgia que se encontraban hipnotizados. De la terapia hipnótica se benefician sobre todo pacientes en los que otros tratamientos no han resultado efectivos. Sin embargo, serían necesarios más estudios para demostrar inequívocamente la utilidad terapéutica de la hipnosis.

Psicoterapia en la fibromialgia

Psicoterapia verbal

Hipnosis

Terapia cognitiva del comportamiento

Educación psíquica

Lena — La psicoterapia, una experiencia inútil

Lena es una mujer de negocios de 56 años que acudió a mi consulta en 1999 y me contó su calvario, que había empezado con dolores que se extendieron a los brazos y las piernas. Según los informes médicos, Lena sufría desde hacía doce años reuma seronegativo. Los numerosos intentos terapéuticos no fueron efectivos, y según sus palabras había aprendido a vivir con el dolor.

Lena me explicó de forma muy plástica cómo había sido su drama con el dolor. Una mañana se despertó de un sueño sintiéndose como si estuviera sentada encima de una «silla de hielo» y el frío penetrase en su cuerpo a través del camisón. Al mismo tiempo, notaba una sensación como si por sus piernas fluyera agua helada. Lena se incorporó, creyendo que con la nalga derecha estaba sentada encima de una «bola de nieve helada», y espontáneamente intentó quitar con la mano la supuesta bola de nieve. Sin embargo, se encontraba en su acogedora cama, con las sábanas secas y calientes.

Con la mano se tocó las nalgas, y en la zona de transición hacia el muslo la piel estaba fría e insensible. Cuando empezó a ejercer una suave presión sobre la zona en cuestión tuvo la sensación de que una bola de nieve fría se movía en el interior del tejido conjuntivo de su extremidad, aunque con la mano no podía palpar absolutamente nada. Llena de dolor se levantó y, cojeando, pudo llegar hasta el cuarto de baño.

Su marido, sumamente preocupado, la llevó al médico de cabecera, que durante el relato de la paciente no pudo evitar una sonrisa, y la mandó a un neurólogo. Ni la conversación exhaustiva sobre posibles dificultades en su puesto de trabajo o problemas sexuales, ni las exploraciones neurológicas, dieron resultado. A continuación, Lena empezó a sufrir el calvario de los pacientes que van de médico en médico, del psicoterapeuta al especialista en enfermedades psicosomáticas, sin perspectivas de recibir ayuda efectiva en ningún sitio.

La estancia en un maravilloso balneario en la Selva Negra, especializado en tratamientos psicosomáticos, tampoco mejoró sus molestias. No se encontró ninguna explicación a la «bola de nieve». Al cabo de dos semanas de estar allí, a Lena le aconsejaron divorciarse de su marido, ya que era evidente que tenía una «aversión somatizada» hacia él. Lena abandonó la clínica muy enfadada.

Durante un interrogatorio médico exhaustivo, me enteré que Lena con 16 años ya había experimentado dolores en su aparato locomotor. En aquella época estuvo escribiendo intensamente con una máquina antigua, y a continuación tuvo dolores en el brazo y la nuca que se fueron extendiendo al otro lado del cuerpo. Entonces los dolores se aliviaron con tratamiento médico, pero después del nacimiento de su segundo hijo volvieron a aumentar, en el transcurso de la construcción y mudanza a su nueva casa. Según la medicina convencional, Lena fue clasificada a lo largo de más de 10 años bajo el diagnóstico de «reuma seronegativo».

Con la ayuda del diagnóstico por acupresión, finalmente se pudo demostrar que Lena padecía fibromialgia, sobre todo en el lado derecho. La sensación de «bola de nieve» se correspondía con el punto de acupuntura vej. 36 (vejiga), extremadamente sensible al dolor, localizado en el pliegue inferior de las nalgas, en la zona de transición hacia el muslo. Lena se sometió a una intervención quirúrgica en el cuadrante inferior derecho. Cinco días después de la intervención en el cuadrante de dolor, la sensación de «bola de nieve» había desaparecido en toda la extremidad inferior derecha.

Tres meses después de la intervención, Lena seguía sin tener dolor, y así hasta hoy.

Terapia local contra el dolor

Aunque los *triggerpoints* (puntos gatillo) y los *tenderpoints* (puntos dolorosos a la presión) se diferencian considerablemente en cuanto al diagnóstico se refiere, una terapia local contra el dolor, como por ejemplo inyecciones de cortisona, a veces puede ser una medida terapéutica razonable. Muchos pacientes de fibromialgia también presentan un síndrome de dolor miofascial, es decir, contracturas musculares en forma de nódulos o fascículos que irradian a las zonas vecinas. La inyección de analgésicos locales o de cortisona en los *triggerpoints* o *tenderpoints* más dolorosos puede aliviar los dolores agudos, pero este efecto de alivio es efímero.

117

Por una parte, los pacientes se benefician de la terapia local contra el dolor en determinados *tenderpoints*, pero el tratamiento consecuente de todos los *tenderpoints* dolorosos no es factible. ¿Qué paciente aceptaría voluntariamente 18 inyecciones de cortisona en los *tenderpoints* dolorosos?

Terapia local contra el dolor en la fibromialgia

Inyección de un analgésico local
Inyección de cortisona

Plantas medicinales y complementos nutricionales

A muchas plantas medicinales, hierbas, minerales, vitaminas y complementos nutricionales se les atribuye una influencia beneficiosa sobre los síntomas de la fibromialgia, pero casi nunca se ha podido comprobar su posible efecto positivo de manera convincente.

Magnesio

El magnesio es un mineral importante (esencial) para el metabolismo, y por lo tanto para la vida de las personas. El organismo necesita oligoelementos esenciales para activar, a su vez, sustancias importantes (enzimas, hormonas) que intervienen en las funciones orgánicas. Mayoritariamente, el magnesio está almacenado en las células de los huesos y del tejido conjuntivo, y es sumamente importante desde el punto de vista biológico para la activación de más de 300 enzimas.

El magnesio tiene un efecto tranquilizante sobre el sistema nervioso central y periférico-vegetativo, asegura la función relajante de los músculos (relajación) y previene las contracturas, los espasmos y los temblores musculares. Además, se ha demostrado que en los casos de fibromialgia el magnesio se puede utilizar para el tratamiento de los dolores del aparato locomotor. Sin embargo, hasta hoy no existe ninguna prueba que demuestre su efectividad basada en un estudio realizado con las técnicas de control correspondientes.

Chlorella pyrenoidosa

En un estudio con 18 pacientes de fibromialgia se investigó la efectividad de un complemento nutricional a base del alga *Chlorella pyrenoidosa*. Al cabo de dos meses, siete pacientes indicaban que sus dolores habían mejorado. Sin embargo, en la mayoría de los pacientes se observaron efectos secundarios, como diarreas y espasmos abdominales.

Hipérico

El hipérico (planta de san Juan) crece en determinadas épocas del año, y florece de junio a septiembre. Esta planta medicinal supone una alternativa a los antidepresivos sintéticos, ya que se tolera mejor. Su efecto antidepresivo ha sido probado en numerosos estudios y con métodos fiables.

El *Hypericum perforatum* contiene numerosas sustancias activas, entre ellas derivados de la diantrona (hipericina, seudohipericina), flavonoides, taninos, xantronas, terpenos y fitosteroles. Las xantronas y la hipericina son inhibidoras efectivas de la monoaminoxidasa (inhibidores de la MAO).

La inhibición de la MAO es también el principal efecto de los antidepresivos sintéticos. Mediante la inhibición de esta enzima, aumenta la cantidad disponible de neurotransmisores, como la noradrenalina y la serotonina, en el sistema nervioso central. En ocasiones, los pacientes de fibromialgia se benefician de los efectos antiinflamatorios y antidepresivos del hipérico.

Marihuana

La marihuana está prohibida en muchos países, pero en otros, sobre todo en los Estados Unidos, se discute seriamente sobre la aplicación de la planta del cannabis (la marihuana) como alternativa terapéutica en numerosas enfermedades. Las sustancias que contienen marihuana tienen un efecto relajante sobre la musculatura, mejoran el ánimo y el apetito. Los defensores de la terapia de marihuana mantienen que no se debe privar de esta opción terapéutica a los pacientes con dolores crónicos que sufran fibromialgia.

Triptófano

El 5-hidroxil-L-triptófano es un precursor del neurotransmisor serotononina. Mediante la ingestión de triptófano aumenta la concentración de serotonina en sangre, y esta circunstancia tiene un efecto beneficioso sobre la sintomatología del dolor. En dos estudios realizados con enfermos de fibromialgia que habían ingerido tres veces al día 100 mg de triptófano, muchos pacientes indicaron que sus dolores habían mejorado sensiblemente con ese tratamiento. El triptófano debe utilizarse como mínimo durante seis a diez semanas para que se pueda esperar un posible efecto de esta sustancia.

MSM

La abreviatura MSM representa la denominación del metilsulfonilmetano, una sustancia sulfurosa presente en todo el ámbito de la naturaleza. El MSM se encuentra en el pescado y la carne crudos, así como en la verdura fresca. La mayoría de las plantas nutricionales, como por ejemplo las algas, así como muchas frutas y cereales, contienen MSM, aunque se pierde a la hora de prepararlos, debido a la deshidratación y el calor.

El MSM es una molécula vehicular para las sustancias sulfurosas elementales, es decir, una buena fuente de sustancias sulfurosas aprovechables que son necesarias para la síntesis de aminoácidos como la metionina y la cistina, así como las seroproteínas. Las proteínas (cuerpos proteicos) son necesarias sobre todo para el metabolismo celular y la síntesis de los tejidos. Sin los monómeros de MSM, en todo el cuerpo no puede formarse tejido conjuntivo sano y capaz de cumplir sus funciones.

La combinación de MSM con la vitamina C ha permitido aliviar los espasmos musculares dolorosos en las piernas de los atletas. Además, el MSM puede mejorar rápidamente los dolores, hinchazones e inflamaciones después de haber sufrido lesiones. La efectividad exacta del MSM en los pacientes de fibromialgia no está clara todavía.

Aceite de pescado

El aceite de pescado es rico en aminoácidos no saturados y es capaz de bajar el nivel de lípidos en sangre y mejorar el riego en los vasos sanguíneos. Los ácidos grasos de cadena omega larga en el aceite de pescado son muy importantes en la nutrición energética de los ojos y el cerebro. El aceite de salmón contiene numerosos ácidos grasos insaturados, sobre todo ácidos grasos omega-3. Al grupo de los ácidos grasos omega-3 esenciales pertenecen el ácido eicosapentanoico (EPA) y el ácido docosahexanoico (DHA). El aceite de pescado contiene una cantidad importante de ácidos grasos omega-3, de forma activa y muy bien aprovechables (como EPA o DHA). El metabolismo necesita el ácido docosahexanoico, una sustancia básica para la transformación de las prostaglandinas. Las prostaglandinas son antiinflamatorios similares a las hormonas y actúan en todo el organismo; por ejemplo, participan en la regulación de las funciones del corazón y la circulación sanguínea, en las funciones de procreación e inmunológicas, así como en las del sistema nervioso central. Las características del aceite de pescado parecen hacerlo apto como terapia alternativa en la fibromialgia.

L-carnitina

Debido a su estructura química, la L-carnitina se denomina como un aminoácido (metionina, lisina), pero en realidad es un nutriente similar a las vitaminas (vitamina B). Sobre todo en la musculatura, se almacena una gran cantidad de L-carnitina que, como complemento nutricional, aumenta la fuerza muscular y la resistencia física, evita la fatiga rápida y puede prevenir las enfermedades cardiovasculares y las alteraciones nerviosas. La función más importante de la L-carnitina es transportar los ácidos grasos hasta la musculatura. Los ácidos grasos son el combustible para el trabajo muscular. Sobre todo, el músculo cardíaco se beneficia de la L-carnitina, y por esta razón la falta de L-carnitina conlleva un déficit de ácidos grasos o un descenso del rendimiento físico, así como una rápida fatiga. El aporte de L-carnitina potencia de manera idónea el rendimiento de los atletas, aumenta la resistencia de las personas entrenadas y evita los signos de fatiga. Según los resultados de estudios realizados, la L-carnitina puede influir favorablemente en la fatiga crónica, la debilidad muscular y las contracturas dolorosas en la fibromialgia.

Otros remedios naturales

Existen numerosas sustancias vegetales y naturales que pueden ser una alternativa a los fármacos sintéticos para determinados síntomas de la fibromialgia. Por ejemplo, el jengibre, al que se atribuyen efectos inhibidores del dolor, así como una acción favorable contra el vértigo. El *Ginkgo biloba* es una planta medicinal de acción reconocida en el tratamiento de los problemas de concentración y para mejorar la memoria y el riego sanguíneo del cerebro. El kava-kava es una planta de origen oceánico que mejora el ánimo, tiene un efecto ansiolítico y fomenta el sueño. Sin embargo, no existen pruebas sobre la efectividad de estas plantas en los casos de fibromialgia.

Plantas medicinales y complementos nutricionales para la fibromialgia

Chlorella	Magnesio
Aceite de pescado	Marihuana
Hipérico	MSM
L-carnitina	Triptófano

Homeopatía

La homeopatía es un conjunto de terapias curativas cuyos principios se remontan a Hipócrates, médico en la antigua Grecia (siglo v aC), y que fue desarrollada por el médico alemán Samuel Hahnemann (1755–1843). Los remedios homeopáticos son los más seguros que conocemos, e incluso pueden emplearse en recién nacidos y niños pequeños. A pesar del escepticismo de la medicina científica, hay numerosos indicios de que la homeopatía es efectiva tanto en las personas como en los animales. Puesto que cada persona se considera un ser único e inconfundible, la homeopatía no conoce remedios para las enfermedades, sino remedios individualmente adaptados a cada persona enferma.

Según los resultados de estudios a menor escala, algunos pacientes de fibromialgia se benefician, sobre todo en cuanto se refiere a los síntomas de dolor crónico, siguiendo un tratamiento homeopático con *Rhus toxicodendron*. Sin embargo, este remedio sólo se recomienda en pacientes que cumplan el perfil de una terapia homeopática de esta sustancia. Si en el plazo de una semana no se produce el efecto deseado, se debe considerar que el intento terapéutico ha sido un fracaso. Es muy improbable que el síndrome de fibromialgia pueda controlarse sólo con terapias homeopáticas.

Alimentación

La idea de que la fibromialgia se puede tratar mediante un cambio de dieta carece de base científica, ya que si fuera realmente así todos los conceptos terapéuticos presentados en este libro serían innecesarios. Más bien parece ser que en la actualidad se promocionan dietas supuestamente efectivas para todas las molestias o enfermedades, simplemente por el hecho que están de moda.

Sin embargo, ello no significa que una alimentación sana y completa no sea importante para mantener la salud, pero no existe una dieta especialmente efectiva para la fibromialgia. El asesoramiento en materia de nutrición sólo tiene sentido en los casos en que la fibromialgia va acompañada del síndrome de colon irritable. Por lo general, el asesoramiento dietético o un cambio de dieta no sirven para eliminar de manera permanente las molestias provocadas por el colon irritable. Desde el punto de vista médico o científico, no existen recomendaciones razonables de una alimentación determinada para los casos de fibromialgia.

Programas antiestrés

Los programas antiestrés o de relajación tienen una orientación integral, y su objetivo es conseguir, mediante ejercicios imaginarios o siguiendo determinados métodos, una mejor relajación muscular (reducción del tono muscular), equilibrio psíquico, una respiración más profunda y un mayor aporte de oxígeno, así como un mejor riego sanguíneo. Para los pacientes de fibromialgia, son idóneos sobre todo los métodos que no supongan un esfuerzo físico extremo. Entre ellos se encuentran el *biofeedback* (bioretroalimentación), la meditación y el yoga. La mayoría de las personas que practican ejercicios de relajación con regularidad se benefician de ellos.

Biofeedback

El *biofeedback* (bioretroalimentación) es un buen método para conseguir una relajación muscular consciente, reducir la rigidez muscular y aliviar el dolor. En esta técnica se emplean sensores especiales (receptores de señales), colocados en la piel de la musculatura y en otras partes del cuerpo. Estos sensores captan impulsos que, con la ayuda de un ordenador, se transforman en un *feedback* auditivo y visible, que indica, por ejemplo, la intensidad de la rigidez muscular, la temperatura de la piel y la formación de sudor, que así se pueden valorar objetivamente. Un terapeuta instruye al paciente para relajar su musculatura, y éste puede percibir la relajación como una señal acústica u óptica; por ejemplo, cuanto más bajo sea el sonido, tanto mayor será la relajación. Normalmente, en 4 a 6 sesiones de *biofeedback*, el paciente también habrá aprendido a relajarse sin necesidad de recurrir a esa técnica.

Una parte importante del *biofeedback* son los ejercicios respiratorios, ya que se sabe que si la respiración es profunda, sobre todo si la espiración es máxima y lenta, se produce una buena relajación del cuerpo.

Se ha demostrado que el *biofeedback* es un tratamiento muy eficaz en los dolores de cabeza provocados por migrañas, las alteraciones del riego sanguíneo en las manos (síndrome de Raynaud), las alteraciones del sueño y otras enfermedades crónicas. En el *biofeedback,* los pacientes de fibromialgia deberían concentrarse sobre todo en el control de los dolores musculares.

Meditación

Al oír la palabra meditación, mucha gente piensa en religiones del Lejano Oriente, o en gurús vestidos con prendas de color naranja, pero esto no es más que un prejuicio. La meditación va un paso más allá de la simple relajación a través de la respiración, e intenta aminorar el flujo de los pensamientos, proporcionando a quien la practica una tranquilidad regeneradora. La meditación influye favorablemente en la actividad cerebral, en la presión arterial y en las funciones de la circulación sanguínea. Entidades como centros cívicos, centros de salud o instituciones privadas ofrecen cursos de meditación.

En la ciudad norteamericana de Boston, un grupo de pacientes de fibromialgia asistió a un programa de meditación de diez semanas de duración en el que los participantes aprendían a relajar su musculatura dos veces al día, por espacio de 20 minutos, a la vez que recibían instrucciones para superar el estrés. Una vez concluido el estudio, la mayoría de los pacientes que habían participado en él se sentían sensiblemente mejor, independientemente del método de relajación escogido.

Yoga

La palabra yoga (*yuga*) proviene del sánscrito, y en el idioma de los campesinos de la India significa algo así como el trabajo del día, yugo o tiempo. En sentido figurado, yoga debe interpretarse como «trabajo de la conciencia».

La forma más conocida y practicada en Europa occidental es el Hatha Yoga, que mediante el trabajo corporal permite alcanzar los niveles más sutiles y la conexión entre cuerpo, mente y alma. Según la opinión de los yoguis que lo practican, sólo un cuerpo sano y móvil puede movilizar el espíritu, momento a partir del cual también la meditación empieza a ser efectiva y aconsejable.

El Hatha Yoga abarca ocho niveles, que a través de diferentes normas pretenden que sus practicantes alcancen una convivencia armoniosa realizando numerosos ejercicios físicos y respiratorios, para alcanzar así el estado de iluminación. En el mundo occidental, se enseñan sobre todo algunas posturas corporales y técnicas de respiración como base para una vida sana. A través de los ejercicios corporales y respiratorios, los órganos internos reciben un mejor riego sanguíneo y aumentan la capacidad de concentración y el bienestar en general. Muchos pacientes de fibromialgia que aprendieron yoga o que lo practican nos informan que su calidad de vida ha aumentando sensiblemente a pesar de la enfermedad crónica que padecen.

Programas antiestrés en la fibromialgia

Biofeedback
Meditación
Yoga

Tratamiento quiropráctico

La quiropráctica (quiroterapia) utiliza técnicas manuales para tratar la columna vertebral y las extremidades. Según los postulados de esta técnica, el desgaste laboral, el ejercicio del deporte o los accidentes provocan movimientos súbitos y malas posturas corporales, que a su vez producen desplazamientos de las vértebras. Los desplazamientos en la columna vertebral se ven favorecidos por la debilidad de la musculatura, la edad y la fatiga. Los orificios intervertebrales, como orificios de salida de los nervios, los vasos sanguíneos y linfáticos, se estrechan, de manera que estas estructuras pueden llegar a inflamarse. Las vías nerviosas pueden provocar alteraciones de los órganos internos inervados por las mismas en el segmento corporal correspondiente y también en otras estructuras del cuerpo (por ejemplo, sensación de opresión en el pecho, manos dormidas o vértigo).

Las técnicas quiroprácticas, mediante intervenciones practicadas y dirigidas con las manos, eliminan estos aplastamientos. Las intervenciones con las manos frecuentemente son abruptas; consisten en movimientos de giro, presión o desplazamientos, y no pocas veces se oyen crujidos cuando las vértebras vuelven a la posición correcta. Para llevar a cabo una intervención quiropráctica es necesaria, en la medida de lo posible, la relajación total de la musculatura a través de un masaje o de la aplicación de calor. La quiropráctica sólo debería ejercerse por personal especialmente formado y experimentado, a fin de garantizar la integridad física de los pacientes y excluir posibles riesgos.

Los resultados de algunos estudios han demostrado que el tratamiento quiropráctico puede tener una influencia favorable sobre la intensidad del dolor y la movilidad de los pacientes de fibromialgia. Otro estudio demostró que la quiropráctica puede ser útil como método terapéutico secundario del tratamiento de la fibromialgia. A través de la manipulación de la columna vertebral se consiguió eliminar de manera efectiva los dolores de cabeza y la rigidez de la musculatura en la nuca. Estudios posteriores demostraron también que los dolores de espalda y de la nuca pueden tratarse con la misma eficacia tanto aplicando las técnicas quiroprácticas como mediante un tratamiento de fisioterapia de seis meses de duración (los gastos son los mismos para ambas terapias). Además, muchas mujeres que padecen dolor crónico en la cadera se benefician de la terapia quiropráctica.

Medicina tradicional china

Con el término de medicina tradicional china (TCM) se denominan diversos procedimientos curativos desde una base filosófica determinada y diferentes métodos reales del arte de curar. Contrariamente a lo que sucede en la medicina convencional occidental, según la cual las enfermedades se desarrollan a partir de variaciones químicas y físicas del organismo, la medicina tradicional china desarrolló un concepto médico complejo que destaca la integración del hombre en los procesos terrenales, en el que se da prioridad al concepto de salud y enfermedad basado en la energía.

El Yin y el Yang. Según los postulados del taoísmo, al crearse el cosmos el Tao (la unidad trascendental) se dividió en dos polos, el Yin y el Yang. Sin embargo, esta polaridad no es absoluta, ya que el Yin y el Yang se complementan y se limitan mutuamente, y pueden transformarse, de manera que cada polo lleva en sí mismo el polo contrario. Debido a que todos los fenómenos naturales, y también el hombre, son explicables y clasificables a partir del Yin y el Yang, de la misma forma todas las funciones corporales pueden someterse a esta visión polar. La salud es el equilibrio relativo entre el Yin y el Yang, y la enfermedad se origina como consecuencia de un predominio relativo de un polo y de la subsiguiente debilidad del otro.

Sistema de las cinco fases de transformación de la ciencia sistemática Zang-Fu. La medicina tradicional china también utiliza el sistema de los cinco elementos (madera, fuego, tierra, metal y agua). Estos cinco elementos pueden crearse, controlarse y suprimirse mutuamente dentro de un circuito o sustraerse a través de su propio dominio a cualquier control. En la China actual se prefieren los principios de las enseñanzas Zang-Fu que representan una ampliación del sistema de las cinco transformaciones: a cada órgano de almacenamiento (Zang) u órgano hueco (Fu) se asigna una serie de propiedades específicas y funciones en el área corporal y espiritual. Además, se describen los llamados órganos Fu, que tienen un carácter extraordinario (útero, cerebro, médula espinal, huesos y vasos sanguíneos).

Qi. El termino Qi caracteriza tanto la masa como la energía. La transformación gradual de masa en energía y viceversa, es decir, de energía en masa, es un aspecto central en la explicación de cualquier manifestación de la vida. Según la forma, el origen y la función del organismo, el Qi recibe una denominación diferente. La medicina tradicional china distingue más de diez clases de Qi: Yuan-Qi (desarrollo, calentamiento y crecimiento del cuerpo), Gu-Qi (fase intermedia del metabolismo), Zong-Qi (que apoya la inspiración y espiración o la circulación sanguínea) y el Qing-Qi (que se inhala de la naturaleza a través de los pulmones).

Sistema de meridianos. El sistema de meridianos debe entenderse como una compleja red para la distribución del Qi en todo el organismo. Con la ayuda de la acupuntura se puede influir en la distribución del Qi en el cuerpo o regularlo.

Causas de las enfermedades. Todas las influencias externas e internas pueden alterar el equilibrio del cuerpo y provocar enfermedades. Por influencias externas se entienden, por ejemplo, factores climatológicos (viento, frío, calor, sequedad, humedad), ingestión de alimentos, lesiones o falta de movimiento. Las influencias internas serían las reacciones psíquicas (alegría, rabia, tristeza, cavilaciones, miedo). De acuerdo con el sistema de los cinco elementos (o las enseñanzas Zang-Fu), determinados estímulos provocarían efectos inequívocos sobre el cuerpo (por ejemplo, la comida demasiado salada, el miedo y el frío alteran la función renal). Las enfermedades se originan, contrariamente a las hipótesis de la medicina convencional occidental, por un exceso o una falta de energía (Qi) en los circuitos funcionales, que pueden tener repercusiones en las funciones orgánicas más diversas. Así, por ejemplo, el asma puede originarse por una alteración de las funciones pulmonares, pero también por alteraciones del bazo o los riñones.

Métodos diagnósticos. La medicina tradicional china utiliza el diagnóstico a través de la lengua (ramificación de diferentes meridianos en la lengua) y el diagnóstico del pulso, ya que se distinguen hasta 28 tipos diferentes de pulsos, así como su localización, velocidad, estado de llenado o tensión y regularidad. Se atribuye a seis puntos de la muñeca la localización de los pulsos de los órganos internos. Con la ayuda de sus cinco sentidos, y a través del interrogatorio del paciente, el terapeuta valora la información sobre las evacuaciones, el apetito, la sed, las sensaciones gustativas y dolorosas, el sueño, la menstruación, el color de la cara, el lenguaje y la respiración, clasificándolos según el Yin y el Yang, en los sistemas de órganos y los tipos de Qi. Las numerosas informaciones individuales darán un cuadro completo que se resume en un diagnóstico global (diagnóstico del síndrome), y que determinará el tipo de tratamiento.

Métodos de tratamiento. La medicina tradicional china utiliza medicamentos de origen vegetal, animal y mineral, aunque el papel más importante corresponde a las plantas medicinales. Contrariamente a lo que sucede en la farmacología occidental, las plantas medicinales no se escogen según sus características químicas, sino en función del análisis sistémico de cada paciente. Cada receta es una composición de plantas medicinales exactamente ajustada a las necesidades de cada paciente. La acupuntura sirve para influir en los órganos internos o en el flujo del Qi en los meridianos, para lo cual se utilizan las agujas de acupuntura. La alimentación y la dieta también se utilizan para la prevención y el tratamiento de las enfermedades. Al igual que las plantas medicinales, los alimentos se clasifican según su comportamiento frente a la temperatura, el sabor, el efecto que ejercen sobre los órganos y cómo se orientan dichos efectos. En la terapia, el movimiento se utiliza en forma de procesos móviles fluidos y predeterminados (Tai-Qi,-Quan, Qi-Gong). El método especial para el tratamiento de los tejidos y de las articulaciones es el masaje-Tuina, que se basa en los principios de la ciencia de los meridianos y utiliza métodos de masaje que fortalecen y derivan todo el Qi congestionado.

Fibromialgia y medicina tradicional china. En la nomenclatura clásica de la medicina china no existe ningún término para la «fibromialgia». Si queremos clasificar la fibromialgia como una enfermedad crónica en el sistema de la medicina china, se utiliza el llamado síndrome de vacío (en el cual el Qi sano está muy debilitado), así como una enfermedad provocada por el calor (Qi hepático suprimido). El «síndrome de supresión» es un término de la medicina china más actual. Paradójicamente, según ello, la fibromialgia se puede interpretar como un «síndrome de llenado y vacío».

Los resultados de un estudio práctico realizado en Alemania en el año 2000 mostraron que los pacientes de fibromialgia podían obtener gran beneficio de tratamientos realizados siguiendo las normas de la medicina tradicional china. Con el masaje-Tuina chino, en muchos casos se consiguió aliviar dolores musculares y tratar con éxito la congestión renal o los problemas digestivos. Es de esperar que los pacientes de fibromialgia puedan beneficiarse de las posibilidades que ofrece la aplicación combinada de los conceptos terapéuticos de la medicina tradicional china y de la medicina científica moderna.

La acupuntura en la fibromialgia. En algunos pacientes de fibromialgia, el tratamiento con acupuntura puede tener éxito. Evidentemente, el efecto de este tratamiento depende del momento en que se realice la terapia de acupuntura (al inicio de la enfermedad o al principio de una crisis aguda). Los efectos de la acupuntura se manifiestan de la siguiente manera: el paciente recibe su primer tratamiento de acupuntura y a continuación los dolores aumentan sensiblemente. Al cabo de 24 o 48 horas, la intensidad del dolor se reduce, y la sintomatología del dolor en su conjunto mejora drásticamente. El paciente se siente más libre y con más movilidad, y experimenta una mejoría de su estado de salud, lo que normalmente hace que se sienta entusiasmado. Esta mejoría dura un tiempo, y cuando los dolores vuelven a presentarse con su intensidad habitual, se realiza un nuevo tratamiento de acupuntura, que generalmente ya no va acompañado del éxito habitual esperado. Además, no se debe olvidar que incluso el más mínimo estímulo doloroso a través de las agujas de acupuntura puede suponer un dolor insoportable para los pacientes de fibromialgia.

En los años 1990, médicos suizos investigaron la efectividad de la acupuntura eléctrica en 70 pacientes de fibromialgia, mediante un estudio controlado por placebo. Al cabo de tres semanas de tratamiento, en el grupo de pacientes que había recibido el tratamiento de acupuntura, la sensibilidad al dolor en los *tenderpoints* había mejorado considerablemente, y el consumo de analgésicos se había reducido a la mitad. También la calidad del sueño había mejorado, y la rigidez matinal era significativamente menor que en el grupo de control. Aproximadamente una cuarta parte de los pacientes de fibromialgia no reaccionó frente al tratamiento de acupuntura eléctrica, pero también había pacientes que apenas tenían dolores. Sin embargo, el tratamiento debe repetirse constantemente para mantener el éxito del mismo.

Medicina tradicional china en la fibromialgia

Acupresión	Alimentación
Acupuntura	Masaje-Tuina
Plantas medicinales chinas	Movimiento (Tai-Qi-Quan, Qi-Gong)

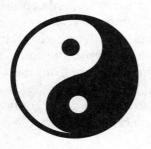

Símbolo del Yin y el Yang.

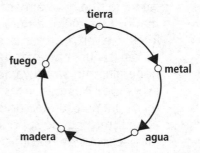

Las cinco fases de transformación.

Eficacia de los conceptos terapéuticos frente a la fibromialgia

Cuando se pregunta a los médicos de las más diversas especialidades qué es realmente la fibromialgia y cómo se puede tratar, las respuestas que se obtienen son muy distintas. Por ejemplo, un prestigioso reumatólogo norteamericano está convencido de que la fibromialgia es una enfermedad reumática generalizada, provocada parcialmente por microtraumas musculares, sobre la que se puede incidir favorablemente mediante el entrenamiento.

Los resultados de algunos estudios sobre pacientes de fibromialgia han constatado que, independientemente del tipo y del alcance del tratamiento, en dos tercios de los afectados las molestias persistían de manera permanente. Muy pocas veces, o por muy poco tiempo, los síntomas de la fibromialgia desaparecieron del todo, y sólo en una quinta parte de los pacientes con «reuma generalizado» se observó una mejoría persistente de los síntomas de la enfermedad. En la práctica se ha demostrado que la fibromialgia tiene un desarrollo imprevisible, y por lo tanto resulta muy difícil incidir sobre ella. Desde hace mucho tiempo, las recomendaciones médicas se limitan al tratamiento de los síntomas de la enfermedad.

Todos los conceptos terapéuticos se caracterizan por el hecho que no se puede recomendar ninguna terapia para las causas de la enfermedad. Para tratar a los pacientes afectados, lo más importante es su integración, ya que sin su colaboración no hay tratamiento posible. Por ello, en este punto sólo se puede constatar que hasta ahora los pacientes a quienes se aplica un programa de terapias variado y multimodal experimentan un alivio de sus dolores.

En este punto, usted se preguntará, con todo el derecho del mundo: ¿qué aportan todos los conceptos terapéuticos presentados a los pacientes? Un análisis de las respuestas de los pacientes de fibromialgia a la pregunta sobre la efectividad de determinadas terapias dio como resultado que cualquier terapia puede ser útil en un paciente determinado; es decir, en unos más y en otros menos.

Según los resultados de esa encuesta, los conceptos terapéuticos de más éxito serían el reposo y las técnicas de

relajación, así como la quiropráctica. Con fisioterapia, analgésicos y narcóticos se conseguiría un éxito moderado. La terapia que menos éxito tendría sería el entrenamiento basado
en los movimientos, la amitriptilina y otros antidepresivos, los
tranquilizantes y las inyecciones de cortisona, así como las
vacaciones o las estancias en balnearios.

Todo ello indica claramente hasta qué punto son necesarios conceptos terapéuticos nuevos y más efectivos para
tratar la fibromialgia. Nada debería quedar sin probar a fin
de aliviar el dolor de los pacientes afectados, o incluso eliminar las molestias de la fibromialgia de manera permanente.

Resultados de las diferentes terapias en pacientes de fibromialgia

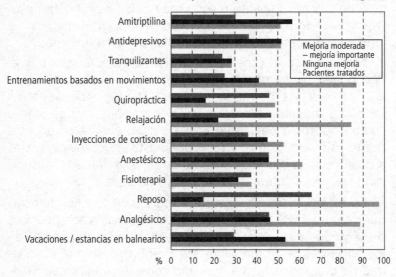

Así valoraron los pacientes de fibromialgia los diferentes conceptos terapéuticos (según Wolf 1986). Los mejores resultados se obtienen con el descanso, las técnicas de relajación y la quiropráctica. Los restantes conceptos
terapéuticos sólo tienen efectos moderados o apenas perceptibles.

Por esta razón, en el presente libro quiero presentarles mi método de intervención en los cuadrantes de dolor, que representa una nueva hipótesis terapéutica. Desde hace más de diez años, con este procedimiento he conseguido ayudar de forma efectiva y duradera a muchos pacientes de fibromialgia, desesperados por su calvario durante largos años tras numerosos fracasos terapéuticos.

Un nuevo concepto terapéutico: diagnóstico por acupresión e intervención en los cuadrantes de dolor

Hasta ahora, la atención de la ciencia y la investigación de la fibromialgia se concentraron sobre todo en los aspectos químicos y bioquímicos y en las investigaciones de laboratorio, en detrimento del significado de las estructuras anatómicas (morfología) implicadas en esta enfermedad. Sin embargo, la hipótesis no resiste un examen racional: no está demostrado que las personas que padecen fibromialgia tengan un umbral de sensibilidad al dolor reducido sólo porque en ellas los *tenderpoints* son sensibles al dolor y en las personas sanas no.

La inversión de esta hipótesis es que en los pacientes de fibromialgia la sensibilidad a la presión de los *tenderpoints* en sí resulta patológicamente aumentada, pero no la sensibilidad al dolor en general. Ello constituye la base de un nuevo concepto terapéutico de la fibromialgia que se presenta en este libro, una hipótesis basada en la medicina tradicional china, que tiene miles de años de antigüedad, y en los conocimientos científicos de la medicina convencional. Se trata de la intervención quirúrgica en los cuadrantes de dolor, a fin de liberar de sus molestias a los pacientes de fibromialgia.

Medicina convencional occidental y medicina tradicional china

«En el año 1026, el emperador de China ordenó a sus funcionarios de sanidad que la formación de los médicos debía

mejorar. En este sentido, el funcionario imperial de la época, Wang Weiyi, impulsó la fabricación de figuras y estatuas de bronce, que incluso llegaron a tener tamaño natural. Esas estatuas de bronce presentaban los puntos de acupuntura conocidos en aquella época (concretamente 354), y para ello las estatuas habían sido convenientemente taladradas. Esas estatuas podían llenarse de agua, y los orificios que correspondían a los puntos de acupuntura se tapaban con cera del mismo color del bronce.

En los exámenes, bajo la supervisión de sus profesores, los futuros médicos chinos tenían que localizar los puntos de acupuntura con sus agujas. Si el candidato acertaba el punto, se producía la perforación del «orificio de acupuntura» correspondiente en la estatua de bronce, el agua se derramaba en el punto de acupuntura acertado y el candidato superaba el examen. Si el candidato no acertaba el punto, en consecuencia el agua no se derramaba y el candidato no superaba el examen.»

Informe del año 1290 dC.

La medicina occidental moderna, orientada a la ciencia y basada en el racionalismo de Descartes, según el cual el hombre es una especie de «máquina mecánica», tiene como una de sus características más importantes la reproducibilidad de los resultados obtenidos en los ensayos realizados.

¿Acaso el procedimiento empleado en los exámenes de los antiguos médicos chinos y sus estatuas de bronce no es también un ejemplo de reproducibilidad de sus conocimientos con la ayuda de un modelo de ensayo?

Según la teoría de los antiguos médicos chinos, los puntos de acupuntura se encuentran siempre en los mismos sitios del cuerpo, y además con tal exactitud que el tipo de examen con la ayuda de una estatua de bronce no sólo resultaba fiable, sino además justificado. Hay que tener presente que los acupuntores modernos tienen que cumplir estos criterios de calidad si quieren practicar la medicina tradicional china. La existencia de las estatuas de bronce confirma que el prejuicio existente según el cual los puntos de acupuntura no tienen una definición estricta, y que basta con clavar simplemente agujas en las proximidades de esos puntos, resulta totalmente absurdo e insostenible.

La definición exacta de los puntos de acupuntura se corresponde con la definición precisa de las estructuras anatómicas correspondientes, y por ello también se corresponde con la base científica de la medicina occidental, es decir, la anatomía.

Anatomía de los orificios de acupuntura

Anatomia clavis et clavus medicinae («La anatomía es la clave y la base de la medicina»). Esta frase también es aplicable a los puntos de acupuntura, y justifica la hipótesis de trabajo según la cual los puntos de acupuntura tienen que tener una definición anatómica exacta; por consiguiente, tiene que ser posible localizarlos y representarlos anatómicamente.

Todavía recuerdo muy bien mis primeros cursos de acupuntura y la lectura de los primeros libros sobre esta materia. Según la medicina tradicional china, no sólo estaba exactamente descrito el lugar de la punción para la localización de los puntos de acupuntura, sino también la profundidad y la dirección que debía tener cada una de las punciones. Recuerdo que había puntos sobre los que se debía incidir oblicuamente, hasta una profundidad de aproximadamente 3,5 cm, y también puntos que se localizaban en la superficie, a tan sólo 0,5 cm de profundidad, y otros considerados peligrosos.

En realidad, en el pasado cualquier libro de acupuntura serio contenía referencias en el sentido que la existencia de los puntos de acupuntura debía investigarse, o al menos discutirse científicamente. En ocasiones, los distintos resultados provocaban controversia, y fueron valorados como las piezas de un puzzle que debían encajar en un sentido u otro. Sin embargo, los resultados obtenidos no parecían cuadrar. En 1988, el médico Hartmut Heine pudo comprobar por primera vez que en el 82 % de los casos a los puntos de acupuntura se les podían asignar estructuras anatómicas concretas. Esta asignación topográfica podía encontrarse repetidamente y, por tanto, era reproducible según criterios científicos.

Según estos resultados, los puntos de acupuntura son «orificios» en las fascias y en otras estructuras anatómicas por las que pasan los paquetes vasculonerviosos. Por lo tanto, se trata de estructuras anatómicas de paso muy estrechas, a través de las cuales pasan nervios o terminaciones nerviosas que suelen ir acompañados de una arteriola o una vénula.

Si se acepta esta hipótesis, resulta fácil comprender que la forma y la localización de estos pequeños canales y orificios esté definida anatómicamente con gran exactitud; sin embargo, la forma de los mismos puede variar individualmente. Como símil, citaré el ejemplo del color de los ojos: el color de los ojos varía, y el hecho que cada persona tenga un color inequívoco es indiscutible. El color de los ojos está determinado genéticamente y se transmite por herencia.

Además, existe otro indicio en el sentido que el término «punto de acupuntura» es el resultado de una mala traducción. Cuando se habla en chino de puntos, se utiliza el término *Dian-xue*, que significa punto-orificio, y constituye un término inamovible de la ciencia Qi-Gong/Kung-Fu. Hablando con chinos, uno se da cuenta que a ellos no les sorprende lo más mínimo que un punto también pueda ser un orificio. Los chinos tampoco entienden por qué en el mundo occidental hay tanta discusión si se afirma que los puntos de acupuntura no son puntos en el sentido matemático, sino orificios.

Los orificios de los puntos de acupuntura no deben entenderse en un sentido mítico, sino como orificios que existen realmente. El flujo de energía sólo simboliza el hecho que los puntos de acupuntura son en realidad orificios de los puntos de acupuntura, atravesados (entrada y salida) por diferentes estructuras nerviosas, y a su vez portadores de energía eléctrica (en este sentido, también debería existir unanimidad entre los médicos occidentales). Por lo tanto, los orificios correspondientes a los puntos de acupuntura no son puntos mágicos ni míticos, ni tampoco puntos imaginarios del cuerpo, sino que a través de ellos fluye energía, es decir, la energía bioeléctrica de las fibras nerviosas.

Los orificios de los puntos de acupuntura

Como hemos visto en el apartado anterior, lo que se denomina puntos de acupuntura son en realidad los orificios correspondientes a los puntos de acupuntura. Estos orificios son a su vez pasos estrechos definidos anatómicamente, por los que pasan pequeños nervios que generalmente van acompañados de una arteriola o una vénula.

Paso estrecho, orificio de acupuntura

Después de lo expuesto anteriormente, cabe afirmar que los pasos estrechos de los orificios correspondientes a los puntos de acupuntura tienen que existir anatómicamente, y que su configuración individual se puede heredar individualmente. Este enfoque nos permite una mejor comprensión del hecho que la fibromialgia puede tener una incidencia mayor en determinadas familias, y que muchas veces se encuentran lazos de parentesco entre los pacientes de fibromialgia, pues la enfermedad se manifiesta con más frecuencia en unas familias que en otras.

Lamentablemente, Hartmut Heine no pudo demostrar que los orificios de los puntos de acupuntura realmente se correspondían al 100 % con esos pasos estrechos de los que hablábamos antes, y se le reprochaba que su teoría no era cierta si no podía explicar todos los orificios de los puntos de acupuntura. Sobre todo, los investigadores americanos criticaban que por un lado este descubrimiento resultaba cuestionable y, por otro lado, carecía de utilidad clínica.

En 1977, el médico Ronald Melzack pudo demostrar que los *triggerpoints* (puntos gatillo) del síndrome de dolor miofascial mostraban una gran coincidencia con la localización de los orificios correspondientes a los puntos de acupuntura. Teniendo en cuenta que en la fibromialgia se pueden presentar *triggerpoints* y *tenderpoints* al mismo tiempo, el significado de los 18 *tenderpoints* de la clasificación de la ACR parece interesante, en el sentido que estos 18 *tenderpoints* corresponden a los orificios de los puntos de acupuntura, y realmente es así. La localización de los 18 *tenderpoints* coincide con la de los orificios de acupuntura o, dicho de otra manera, con la concentración de orificios de acupuntura, como es el caso de la región occipital.

Repercusión en zonas lejanas de los orificios de acupuntura obturados

Independientemente de estas observaciones, en el curso de intervenciones quirúrgicas en las manos, y tras practicar previamente la isquemia artificial necesaria con ayuda de un torniquete, había observado que durante el tratamiento quirúrgico siempre encontraba paquetes vasculonerviosos en los mismos sitios que atravesaban los orificios de las fascias y de las aponeurosis de los músculos. Además, en algunas personas estos orificios estaban tapados por una sustancia parecida a un barniz o esmalte, mientras que en otras estaban completamente obturados por dicha sustancia. Esta observación despertó mi curiosidad, y por eso empecé a preguntar a mis pacientes, una vez operados, si anteriormente habían padecido dolores específicos, y así pude constatar que sí habían existido dolores que no tenían nada que ver con las extremidades operadas, ni con el motivo inicial de la intervención quirúrgica. Estos dolores eran, por ejemplo, dolores en la nuca, en los hombros y brazos, dolores de espalda y de cadera, así como otros síndromes dolorosos.

En las intervenciones quirúrgicas del antebrazo y de la región del tobillo observé que en la profundidad de los tejidos blandos existían ramas nerviosas conocidas anatómicamente, pero también pequeñas terminaciones nerviosas que eran totalmente desconocidas. El hecho que estas pequeñas terminaciones nerviosas existiesen significaba que debían tener alguna finalidad. En otros casos, se pudo observar que estas terminaciones estaban rodeadas de una especie de retícula en forma de calcetín, o que su paso estaba obturado por una masa de tejido cicatrizado.

Debido a mi formación académica en el Instituto Anatómico de Munich, estaba en condiciones de poder comparar la anatomía topográfica con los datos correspondientes a la profundidad y la dirección de las punciones para la colocación de las agujas en los orificios de acupuntura. Me di cuenta que en el caso de las punciones de más de 1 cm de profundidad, los puntos de acupuntura coincidían con las terminaciones nerviosas minúsculas o con las vainas de tejido conjuntivo cicatrizado alrededor de determinadas ramas o terminaciones nerviosas. Esa era la explicación anatómica del 18 % restante de las estructuras anatómicas de los orificios de acupuntura que Hartmut Heine no había podido asignar.

Independientemente de este descubrimiento, antes de realizar una intervención quirúrgica en los pies o las manos, yo había empezado a preguntar a mis pacientes si querían que eliminase esas obturaciones en caso de que existiesen. Algunos pacientes me dieron su consentimiento. En el transcurso de más de una década pude reunir muchos datos sobre casos en los que se habían eliminado las obturaciones y se habían ensanchado los sitios de paso, eliminando posibles tensiones en los tendones (aponeurosis) mediante incisiones (escotaduras) o aberturas quirúrgicas.

Para gran sorpresa de los pacientes operados y del propio cirujano, en muchos casos mejoró la sintomatología del dolor en aquellas regiones que aparentemente no tenían nada que ver con la región intervenida.

Basándome en estas observaciones, formulé la teoría de que los orificios correspondientes a los puntos de acupuntura, que Hartmut Heine no pudo explicar anatómicamente, eran en realidad los orificios correspondientes a los puntos de acupuntura obturados.

Los pasos estrechos en cuestión se encuentran a mayor profundidad de lo que se pensaba anteriormente. Por otra parte, los pasos estrechos que se corresponden con orificios de puntos de acupuntura, al estar obturados, tienen la capacidad de provocar dolor en otras regiones anatómicas que aparentemente no tienen nada que ver con su localización de origen. Me acordaba de la repercusión que producía la colocación de las agujas en los puntos de acupuntura en zonas anatómicas lejanas, y veía que esta era la explicación del efecto que a su vez provocaban los pasos obturados de las ramas y terminaciones nerviosas:

Los orificios correspondientes a los puntos de acupuntura no obturados producían el efecto lejano deseado cuando se colocaban en ellos las agujas.

Los orificios de puntos de acupuntura alterados, obturados y afectados patológicamente producían efectos patológicos en regiones anatómicas lejanas.

La red de meridianos y nervios

La mejor forma de poder imaginarse los meridianos es considerarlos como las líneas de conexión imaginarias entre los puntos de acupuntura que forman un conjunto entre sí. La forma más plástica para simbolizar la diferencia entre un nervio y las conexiones entre los puntos de acupuntura es el siguiente ejemplo: los nervios podrían compararse con la red telefónica fija, mientras que las líneas de conexión entre los puntos de acupuntura serían como la red inalámbrica de los teléfonos móviles, basada en la frecuencia de los mismos.

Imagínese los nervios de la siguiente forma: hay troncos nerviosos grandes de los que salen ramas nerviosas, que a su vez se van ramificando en ramas menores hasta llegar a terminaciones nerviosas minúsculas, que se encuentran directamente bajo la piel en el tejido adiposo, sin ninguna protección directa.

La red de meridianos se puede imaginar de la siguiente manera: los puntos de acupuntura deben entenderse como orificios en los que se encuentran terminaciones nerviosas sin protección alguna, sin contacto entre ellas. Cada terminación nerviosa se encuentra en su correspondiente orificio de punto de acupuntura, comparable a un teléfono móvil que puede comunicar con otro teléfono móvil localizado en otro orificio, utilizando la misma frecuencia. La pertenencia de los puntos de acupuntura a un meridiano es comparable a una serie de «patrullas» que puede intercambiar información utilizando señales ópticas.

Es de suponer que entre las minúsculas terminaciones nerviosas, localizadas en los orificios correspondientes a los puntos de acupuntura, existan conexiones nerviosas finísimas que podrían ser visibles a través de un microscopio electrónico, pero que resultarían muy difíciles de demostrar anatómicamente, porque las distancias son tan grandes que la orientación y la asignación de los cortes con el microscopio electrónico sería imposible de establecer. Además, podría ser que las terminaciones nerviosas se comuniquen bioeléctricamente en forma de red a través de las correspondientes células somáticas.

Orificios de acupuntura obturados y fibromialgia

La nueva hipótesis desarrollada por mí se basa en la constatación de que los orificios de acupuntura y las ramas o terminaciones nerviosas correspondientes pueden quedar obturados, y que este fenómeno puede causar muchos síntomas de la fibromialgia, debido a las repercusiones que esas obturaciones pueden tener en zonas anatómicamente lejanas.

Los nervios están rodeados de un fino tejido que permite su deslizamiento y que puede sufrir irritaciones, con la subsiguiente inflamación de dicho tejido. En el caso de los pacientes de fibromialgia, hay que partir del hecho que tanto el estrés físico como el estrés psicológico contribuyen a la inflamación del tejido a través del cual se deslizan los nervios. Con el tiempo esta inflamación provoca la exudación de cuerpos proteicos que acaban obturando el ya de por sí estrecho paso de los orificios de acupuntura.

Todavía no se ha aclarado la naturaleza de estos cuerpos proteicos, pero es posible que sean idénticos a la sustancia P, que en los pacientes de fibromialgia aparece en mayor concentración en el líquido encefalorraquídeo. Este líquido se drena a través de los nervios periféricos y se exuda a través de las terminaciones nerviosas. Es posible que la sustancia P se deposite o se enriquezca bioquímicamente alrededor de los pasos estrechos, actuando así como una especie de pegamento localizado en los orificios de acupuntura.

Más allá de toda especulación, está comprobado que el estrés puede provocar la obturación de los pasos estrechos de las ramas nerviosas pequeñas y de las terminaciones nerviosas. ¿Qué sucede si uno de estos lugares de paso queda obturado? La respuesta es la siguiente:

A través de la arteria pasa menos sangre.

La vena drena menos sangre.

El nervio sufre presión.

Los productos metabólicos no se drenan.

El tejido no tiene el aporte de oxígeno que necesita.

Todos estos factores contribuyen a que se produzca una disfunción en las terminaciones nerviosas, que, a su vez, deben entenderse como «sensores». Estos sensores distorsionados transmiten avisos erróneos al sistema nervioso central, donde se registran y se transforman en dolores claramente perceptibles.

Por ello, resulta comprensible que la generación del dolor dependa de si una determinada parte del cuerpo sufre una carga excesiva, y de si está expuesta a la humedad, al frío o a determinadas lesiones.

Con esta nueva hipótesis para interpretar la fibromialgia es posible atribuir el empeoramiento de las molestias y los dolores característicos de la enfermedad a un mecanismo patógeno común.

El flujo continuo y monótono de avisos erróneos procedentes de la periferia del cuerpo al sistema nervioso central, donde se interpretan como estímulos dolorosos, produce, a su vez, una percepción continua y monótona de dolor. El estímulo doloroso en sí mismo se origina en los orificios de acupuntura obturados.

Diagnóstico de la fibromialgia en 401 pacientes (1990–2000)

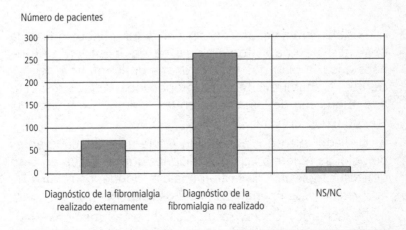

En la mayoría de los pacientes de fibromialgia operados, los médicos que les habían tratado no diagnosticaron la fibromialgia (Bauer, 2000).

Diagnóstico de la fibromialgia

En muchos pacientes de fibromialgia pasan años hasta que reciben el diagnóstico correcto, y con frecuencia se realizan diversos tratamientos farmacológicos o quirúrgicos, u otros diagnósticos, que generalmente no tienen ningún éxito.

Una vez excluidas otras enfermedades siguiendo los métodos de la medicina convencional, el diagnóstico de la fibromialgia puede asegurarse a través de dos medidas diagnósticas fundamentales:

> Un exacto y exhaustivo interrogatorio médico del paciente respecto al historial previo del dolor (anamnesis del dolor).
> El diagnóstico con la ayuda de la acupresión en los cuadrantes de dolor.

Posiblemente, la anamnesis del dolor puede indicar la existencia de una sintomatología de dolor existente desde hace años, o bien que ésta ya existía en la infancia del paciente. La anamnesis también proporciona indicios respecto a la asignación de los dolores en las diferentes regiones del cuerpo (cuadrantes).

El diagnóstico por acupresión referente a los cuadrantes de dolor se refiere a las observaciones que se hacen en caso de existir molestias de la fibromialgia, donde los puntos de acupresión desempeñan un papel destacado.

De acuerdo con los resultados de estas medidas diagnósticas, se puede deducir con gran probabilidad de éxito si está indicada la intervención quirúrgica en un cuadrante de dolor.

Anamnesis del dolor. Interrogatorio médico del paciente

Muchos pacientes a los que se ha diagnosticado fibromialgia, o que padecen las molestias que son características de la fibromialgia, pueden recordar el inicio de sus dolores, sobre todo los años o décadas de sufrimiento; por ejemplo, dolores en el brazo y el hombro derechos, que con el paso de los años fueron propagándose a lo largo de todo el cuerpo y que estaban presentes en distintas épocas del pasado.

La anamnesis médica clásica registra los siguientes aspectos: aspecto local de la percepción del dolor (por ejemplo, en todo el brazo, en el maxilar superior izquierdo), temporal (por ejemplo, dolor permanente, o dolor súbito, como un rayo o un disparo), cualitativo (por ejemplo, dolor electrizante o escozor) y cuantitativo (por ejemplo, dolores moderados o muy fuertes).

Las preguntas estándar dirigidas al paciente son cuatro, que permiten dilucidar las características del dolor existente en la actualidad:

¿Dónde le duele?
¿Cuándo le duele?
¿Cómo le duele y con qué se asocia el dolor?
¿Qué intensidad tiene el dolor?

A fin de poder clasificar los dolores de la fibromialgia con mayor exactitud para la anamnesis, se utilizan dos cuestionarios distintos:

Uno que se refiere al cuadrante superior;
Otro que se refiere al cuadrante inferior.

Cuestionario para la anamnesis de pacientes de SFM /CRPS /SFC)

Cabeza, nuca, hombros, extremidades superiores

¿De qué tipo son sus dolores?

¿Desde cuándo sufre esos dolores?

¿Ha visitado a otros médicos? ¿A cuáles?

¿Le había diagnosticado otro médico que tiene usted fibromialgia?

¿Qué diagnóstico le dieron?

¿Qué tratamientos se realizaron?

¿Fue usted operado/a?

¿Tiene Vd. los siguientes dolores o molestias en el lado derecho o izquierdo, o en el centro, o se trata de dolores migratorios?

Nuca/espalda

Dolores entre los omóplatos

Rigidez, miogelosis

Dolor en la región occipital

Migrañas

Zumbido en los oídos/tinnitus

Problemas dentales, maxilar superior, maxilar inferior, articulación temporomandibular, senos paranasales

Párpados hinchados, lagrimeo, alteraciones de la vista

Dolor en el hombro en posición de descanso, dolor en función del movimiento o la postura

Dolor irradiante en el hombro

Dolor en la parte externa del brazo, dolor en el codo

Tendovaginitis, dolor en las muñecas, edema en las manos o los dedos

Falta de fuerza

Dolor cardíaco

Dolor bajo los arcos costales, en el esternón, en la zona de las glándulas mamarias

Sudores nocturnos, fiebre, alteraciones del sueño

Falta de aire, problemas de deglución

¿Se le caen las cosas de las manos?

Dolores mientras realiza actividades cotidianas (por ejemplo, planchar, escribir, pelar, etc.)

Hormigueo en las manos o en el brazo, dedos que se duermen, manos frías

Osteoporosis, artrosis, reuma

Cuestionario para la anamnesis de la fibromialgia. Preguntas referentes al diagnóstico de dolores en el cuadrante superior.

Cuestionario para la anamnesis de pacientes de SFM /CRPS /SFC)

Espalda, extremidades inferiores

¿De qué tipo son sus dolores?

¿Desde cuándo sufre esos dolores?

¿Ha visitado a otros médicos? ¿A cuáles?

¿Le había diagnosticado otro médico que tiene usted fibromialgia?

¿Qué diagnóstico le dieron?

¿Qué tratamientos se realizaron?

¿Fue usted operado/a?

¿Tiene Vd. los siguientes dolores o molestias en el lado derecho o izquierdo, o en el centro, o se trata de dolores migratorios?

Dolor de espalda, artrosis de la articulación sacroilíaca, síndrome facetario

Problemas en la cadera

Trocanterodinia

Falta de sensibilidad en los muslos, dolor en el pliegue situado en la parte inferior de las nalgas, en la zona de transición hacia el muslo

Dolores en las rodillas

Dolores en las pantorrillas, espasmos en las pantorrillas, rampas musculares, piernas inquietas

Dificultad al subir o bajar escaleras

Problemas de riego sanguíneo

Osteoporosis

Artrosis

Retención de agua/edemas

Dolor en el tendón de Aquiles (aquilodinia, espolón calcáneo), dolores en los antepiés, en el juanete

Hormigueo, cosquilleo, sensación de insensibilidad, pies entumecidos, pies fríos

Dolor en la ingle

Vientre hinchado, síndrome del colon irritable, vejiga inflamada

¿Sigue usted algún tratamiento hormonal (problemas de menstruación, tiroides, diabetes)?

Cuestionario para la anamnesis de la fibromialgia. Preguntas referentes al diagnóstico de dolores en el cuadrante inferior.

Con el registro de la localización e irradiación de los dolores, ya se puede realizar una asignación estructural de las molestias. Al principio, el paciente habla libremente de sus dolores, dando indicaciones que normalmente siguen un determinado patrón y que se registran en los cuestionarios correspondientes. A continuación, una vez el paciente considera que ya está todo dicho, se le puede volver a preguntar específicamente sobre lo relatado. Por último, se complementan adecuadamente los cuestionarios.

El interrogatorio médico de los afectados es una de las condiciones previas más importantes para llegar a un diagnóstico exacto de la fibromialgia. Además, el paciente tiene la oportunidad de relatar libremente, sin cortapisas de ningún tipo, todo su historial de dolor previo. Generalmente, esta posibilidad no existe en las entrevistas médicas, o el diálogo entre médico y paciente es deficiente, y ésta es una de las causas más frecuentes del diagnóstico erróneo en los pacientes de fibromialgia.

Diagnóstico por acupresión y cuadrantes de dolor

Los resultados de un estudio realizado con más de mil pacientes demostraron que la sintomatología de los puntos de acupuntura dolorosos tiene un papel destacado, y que su tratamiento quirúrgico constituye un concepto terapéutico prometedor para combatir la sintomatología del dolor. Se ha demostrado que el mejor procedimiento para registrar los cuadros de dolor es dividir el cuerpo en cuatro cuadrantes, y asignar las molestias a los cuadrantes correspondientes.

Para ello, el cuerpo se divide mediante líneas imaginarias, una longitudinal y otra transversal, de manera que obtenemos dos cuadrantes superiores y dos cuadrantes inferiores. Además, cuando se realiza una anamnesis del dolor exacta se demuestra que, con la ayuda de este esquema, los pacientes son capaces de indicar dónde se originaron los primeros dolores, aunque para ello a veces tengan que reconstruir su calvario retrocediendo hasta la infancia, porque la fibromialgia es una enfermedad que puede haber empezado en la niñez o la adolescencia.

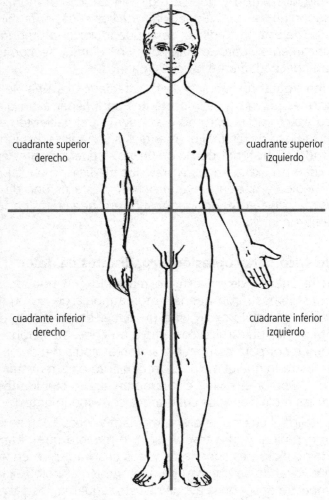

cuadrante superior derecho

cuadrante superior izquierdo

cuadrante inferior derecho

cuadrante inferior izquierdo

División esquemática del cuerpo en cuatro cuadrantes.

Por lo general, la exploración física, según las normas del diagnóstico por acupresión de los cuadrantes de dolor, se realiza en dos fases. Primero el paciente debe despojarse de la ropa de la parte superior del cuerpo (cuadrantes superiores). Una vez realizado el diagnóstico por acupresión de los cuadrantes superiores, ya puede volver a vestirse. A continuación, el paciente se despoja de la ropa de la parte inferior del cuerpo (cuadrantes inferiores) para realizar la exploración en esa región. En los pacientes sensibles al frío, este procedimiento diagnóstico por partes puede evitar un «golpe de frío».

Los puntos de acupuntura dolorosos se anotan en la hoja del cuadrante siguiendo la secuencia de intensidad de dolor experimentada, de mayor a menor: por ejemplo, cuadrante superior derecho muy doloroso (++), cuadrante superior izquierdo con dolor normal (+), cuadrante inferior derecho muy doloroso (++) o cuadrante inferior izquierdo con dolor normal (+).

Los resultados diagnósticos de la exploración son una condición previa muy importante para decidir en qué cuadrante se puede realizar la intervención quirúrgica con mayores posibilidades de éxito.

Diagnóstico por acupresión en los cuadrantes superiores

En caso de que existan dolores en el brazo, el hombro o el área de la nuca y la cabeza, estamos generalmente ante una alteración del meridiano del colon (col.), y en algunos casos también del pulmón (pul.), como meridiano vecino, u otros meridianos próximos.

El meridiano del pulmón (pul.) provoca sensibilidad al dolor en la parte anterior de la cabeza del húmero, lo que a su vez explica por qué existe dolor en las extremidades superiores que provoca al paciente dolor en el hombro, y que al médico le puede inducir a pensar que se trata de una lesión de la musculatura del brazo y el hombro (manguito de los rotadores).

En el área del triángulo lateral del cuello se cruzan el meridiano del colon (col.) con el meridiano de la vesícula biliar (vb.), lo cual permite la transmisión de la alteración al meridiano de la vesícula biliar.

El meridiano del colon se origina en las comisuras laterales de los ojos y avanza hacia la oreja y desde ahí hacia el epicráneo (esclera aponeurótica) alcanzando la frente para volver a la nuca. Ello explica por qué los pacientes con alteraciones del colon se quejan de dolores de cabeza y en la nuca pero menos de hinchazones del ojo en el lado donde está la alteración (sobre todo, por las mañanas), de ruidos en los oídos (tinnitus) o de dolores en la región occipital. El punto final del meridiano del colon se sitúa en el lado contralateral, por encima del colmillo en la cavidad bucal. En consecuencia, resulta comprensible por qué algunos pacientes con alteraciones del colon también se quejan de dolores dentales o maxilares.

Para el diagnóstico del cuadrante de dolor superior, y sobre todo para aclarar las posibles interrelaciones, es muy recomendable empezar por el punto de acupuntura col. 4. Si este punto está afectado, es un hecho que ya se puede constatar con el primer apretón de manos:

Si este punto es sensible al dolor por presión, la mayoría de las veces el paciente retira la mano.

Si el paciente no retira la mano, o no manifiesta ningún dolor, se puede afirmar que muy probablemente no existe alteración alguna del meridiano del colon en el lado derecho.

En tal caso, hay que averiguar si a lo mejor el paciente es zurdo, y preguntarle dónde siente el dolor: si el paciente deja de referirse a determinadas áreas que pertenecen al meridiano del colon u otros meridianos vecinos, hay que preguntar con mucha precisión. Muchas veces los pacientes obvian involuntariamente dolores maxilares o dolores en el hombro. Muchos médicos especialistas, como traumatólogos, otorrinolaringólogos o dentistas, generalmente preguntan por los dolores que corresponden a su especialidad, y muy pocas veces consideran al paciente como un todo.

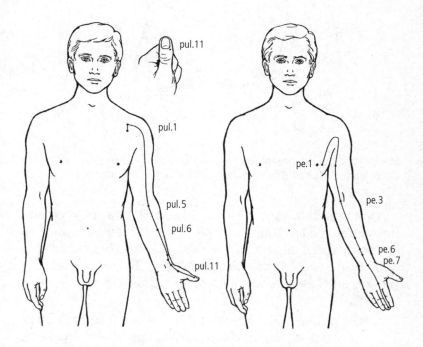

Diagnóstico por acupresión en los cuadrantes superiores. Los meridianos, con los puntos de acupuntura más importantes: meridiano del pulmón (pul.), meridiano del pericardio (pe.).

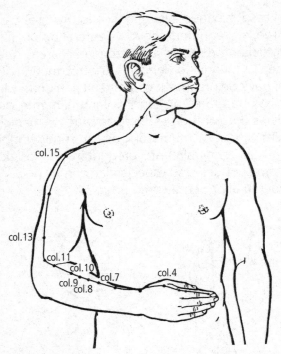

Diagnóstico por acupresión en los cuadrantes superiores. Los meridianos del colon (col.), con los puntos de acupuntura más importantes.

Una vez examinado el punto de acupuntura col. 4 en ambas extremidades superiores, se sigue al meridiano del colon en dirección al centro. El médico que explora al paciente debe fijarse sobre todo en la posible sensibilidad al dolor por presión en el área de los puntos de acupuntura col. 5, pul. 7 y pul. 8.

Los puntos de acupuntura pul. 7 y pul. 8 se corresponden con los dolores a la presión que en la cirugía de las manos se valoran como primeros indicios de una tendovaginitis del primer y segundo estuche tendinoso. Por esta razón, todos los puntos conocidos de la cirugía de las manos deben revisarse buscando posibles alteraciones, como por ejemplo dedos saltantes (*digitus saltans*), debilidad de los ligamentos capsulares, tendo-vaginitis o el llamado «pulgar del esquiador».

Además, el médico que explora al paciente debe revisar si los puntos de acupuntura del meridiano del colon, col. 7, col. 8, col. 9, col. 10, col. 11, col. 12, col. 13 y col. 14, resultan dolorosos a la presión.

A continuación, se examinan los puntos de acupuntura del meridiano del pulmón pul. 6 y pul. 5, y el punto de acupuntura del meridiano del pericardio pe 3. Es conveniente preguntarle al paciente, mientras se realiza la acupresión de los puntos del meridiano del pulmón, si experimenta dolores en el húmero (cabeza del húmero) o en la parte anterior del hombro. Además, al examinar los puntos del meridiano del pericardio debería preguntarse al paciente si ha tenido alguna vez dolores difusos en el pecho o dolor en el corazón.

Para finalizar la exploración, se examinan los puntos de acupuntura de la región del hombro, donde tienen especial importancia los puntos de acupuntura del meridiano del colon col. 15 y col. 16. Generalmente, en la zona del cuello estos puntos no suelen ser dolorosos, pero aun así el médico debería preguntar al paciente por todas las posibles molestias que, debido a esta localización, pudieran estar relacionadas con los meridianos mencionados; por ejemplo, dolores en el ángulo mandibular y en el maxilar superior, dolor de muelas, molestias en los maxilares, hinchazón ocular, tinnitus (ruidos y zumbido en los oídos) o dolor en la región occipital.

Una vez finalizada la exploración de los cuadrantes superiores con la ayuda de la acupresión, en un paciente con dolores de fibromialgia en la mitad superior del cuerpo (dolor del cuadrante superior), podríamos obtener los siguientes resultados típicos:

Meridiano del colon: sensibilidad al dolor por presión en los puntos de acupuntura col. 4, col. 7, col. 8, col. 9, col. 10, col. 11, col. 12 y col. 13.

Meridiano del pulmón: sensibilidad al dolor por presión en los puntos de acupuntura pul. 6 y pul. 5.

Además, podrían ser sensibles al dolor diversos puntos de acupuntura de diferentes meridianos: meridiano del colon (col. 14, col. 15, col. 19), meridiano del pulmón (pul. 1, pul. 2, pul. 10) y meridiano de la vesícula biliar en los puntos vb. 1, vb. 14, vb. 20, vb. 12.

Al realizar un diagnóstico exacto por acupresión, también suelen ser especialmente sensibles al dolor por presión los puntos de acupuntura col. 7 a col. 12, y el meridiano pul. 6. Si éste es el caso, estamos ante un dolor de cuadrante que se debe a la irritación prolongada de importantes segmentos del meridiano del colon. Si el paciente ya lleva un largo calvario de dolor y muchos diagnósticos diferentes, finalmente es recomendable la intervención quirúrgica, en la que se tratan y se liberan quirúrgicamente los puntos de acupuntura del cuadrante superior.

Diagnósticos (erróneos) típicos en los casos de dolor en el cuadrante de las extremidades superiores

Frozen shoulder (hombro congelado).
Síndrome de la columna cervical.
Dolor en la región occipital.
Golpe en el hombro.

Miogelosis en la zona de los omóplatos.

Tendovaginitis reincidente en los antebrazos.

Síndrome brazo-hombro.

Supuesta hernia discal en la región cervical o dorsal.

Espalda rígida.

Diagnóstico por acupresión en los cuadrantes inferiores

En el diagnóstico por acupresión en los cuadrantes inferiores, tienen especial importancia los puntos de acupuntura del meridiano de los riñones. Si el paciente presenta dolores de espalda profundos, en la cadera, en los muslos, las rodillas, el tendón de Aquiles, el talón o el antepié, la mayoría de las veces está alterado el meridiano de los riñones, y en algunos casos también el meridiano de la vejiga y el de la vesícula biliar, puesto que existen conexiones transversales (conexiones con los meridianos del hígado, bazo-páncreas y glándulas suprarrenales). Generalmente, el médico empieza revisando los antepiés, presionándolos, así como el dorso del pie y los espacios entre los metatarsianos.

El meridiano de los riñones (riñ.) empieza en el punto de acupuntura riñ. 1, en la planta del pie, en la zona del antepié. En caso de estar alterado este punto, a veces se puede diagnosticar una verruga espinosa encallecida.

Es poco frecuente que el punto de acupuntura riñ. 2 sea sensible al dolor, cosa que sucede con más frecuencia en los puntos de acupuntura del meridiano de los riñones riñ. 3, riñ. 4, riñ. 5, riñ. 6, riñ. 7 y riñ. 8, así como el punto bp. 6 del meridiano del bazo-páncreas. Si estos puntos están alterados estamos ante una fibromialgia en el cuadrante inferior derecho o izquierdo. A través de la conexión del punto bp. 6, también puede estar irritado el meridiano del hígado (híg.). También se puede presentar dolor homolateral en la ingle, que puede simular la existencia de una hernia inguinal («ingle del futbolista»).

En caso de presentar una alteración, el meridiano del bazo-páncreas (bp) puede contribuir a las molestias del colon irritable. En realidad, entre un 30 y un 40 % de los pacientes de fibromialgia padecen el síndrome del colon irritable.

Las conexiones transversales que proceden del meridiano de la vejiga (vej.) y se dirigen a él producen esta alteración, que puede manifestarse como dolor en las corvas; en este caso, son sensibles al dolor los puntos de acupuntura vej. 38, vej. 39 y vej. 40, así como el vej. 36 (pliegue bajo las nalgas en la zona de transición hacia el muslo). Los pacientes afectados indican que al sentarse tienen la sensación de estar sobre una «bola de hielo» del tamaño de una pelota de tenis. Además, se puede constatar dolor en la zona del sacro (articulación sacroilíaca o sínfisis púbica) en los puntos de acupuntura vej. 27 a vej. 34, que se manifiestan como un dolor de espalda muy profundo. Es un hecho constatado que muchos pacientes de fibromialgia también sufren molestias reincidentes en la vejiga (cistitis intersticial). La irritación del meridiano de la vejiga puede propagarse hacia atrás, es decir, hasta el punto de origen de la comisura interior de los ojos, y puede ir acompañada de dolores de cabeza y provocar dolores en la nuca, entre los omóplatos y en la musculatura de la nuca y los hombros.

A menudo, al mismo tiempo también está irritado el meridiano de la vesícula biliar (vb.), y en tal caso se detecta un dolor preciso en los antepiés. Menos frecuente es el dolor a la presión en los puntos de acupuntura (vb. 35, vb. 36 y vb. 37). Sin embargo, suelen resultar más dolorosos a la presión los puntos vb. 32 y vb. 33. Si la cadera y la zona por encima del trocánter en el muslo resultan dolorosas, el punto afectado es el vb. 30.

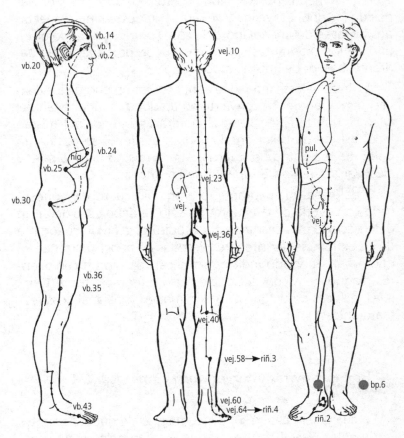

Diagnóstico por acupresión en los cuadrantes inferiores. Los meridianos con sus puntos de acupuntura más importantes: meridiano de la vesícula biliar (vb.), meridiano de la vejiga (vej.), meridiano de los riñones (riñ.), meridianos del hígado, bazo y páncreas (bp.).

El dolor transmitido a través del meridiano de la vesícula biliar, debido al cruce con el meridiano del colon (col.) en la zona de los hombros (fosa supraclavicular), puede aumentar los dolores existentes, debidos a una alteración del meridiano del colon, y provocar dolores en la nuca y la región occipital, aunque el meridiano del colon no esté alterado. Los meridianos de los riñones, vejiga y vesícula biliar están interconectados a través del meridiano del colon, por lo que el dolor en uno de los cuadrantes superiores puede propagarse al cuadrante inferior del mismo lado.

A través de esta interconexión, el dolor en uno de los cuadrantes superiores se convierte en un dolor en una mitad del cuerpo, que también llega al cuadrante inferior del mismo lado; así, de un dolor en el cuadrante inferior se pasa a un dolor en una mitad del cuerpo, que al mismo tiempo puede alcanzar al cuadrante superior del mismo lado.

El dolor en un cuadrante (o en medio cuerpo) diagnosticado con ayuda de la acupresión sólo se debe considerar un dato decisivo para la intervención quirúrgica en un cuadrante de las extremidades inferiores después de haber utilizado, sin que hayan aportado indicios significativos, los procedimientos diagnósticos convencionales (nos referimos, sobre todo, a las técnicas de diagnóstico por imagen y las analíticas reumatológicas).

¡Hay que evitar intervenciones innecesarias!

En cualquier caso, resulta incomprensible que a pacientes de entre 30 y 40 años se les implanten prótesis de cadera y rodilla artificiales sólo porque sus dolores han sido clasificados como debidos a un «desgaste degenerativo» causado por la artrosis.

Diagnóstico integral

Un médico bien formado y bien informado seguramente pedirá otras pruebas y revisiones, entre las que se encuentran la exploración traumatológica y quirúrgica de manos y pies, así como todo el diagnóstico quirúrgico de las manos. También deberían conocerse los resultados del diagnóstico neurológico antes de proceder a la intervención en un cuadrante de dolor. Además, un médico con la formación correspondiente también debería palpar los meridianos y los puntos de acupuntura.

Con gran sorpresa de muchos pacientes de fibromialgia, determinados puntos y regiones del cuerpo se experimentan como muy sensibles al dolor. Se trata de puntos en los que nadie podría pensar y que nunca antes habían sido examinados, cuya sensibilidad al dolor por presión ignoraban completamente los afectados.

También es muy útil para el examen diagnóstico observar si hay diferencias en ambos lados del cuerpo. A través de ello, los pacientes de fibromialgia adquieren conciencia de que no todos los puntos han de presentar la misma intensidad de dolor, y que puede y debe existir una sensibilidad diferente al dolor. Además, las diferencias en el dolor provocado por presión en los dos lados del cuerpo indican dónde la intervención quirúrgica puede tener mayores posibilidades de éxito.

Else — Los caminos para librarse del dolor

«¡Doctor, tiene que ayudarme, porque ya no puedo soportar estos dolores!». De esta manera tan dramática me describió sus molestias Else, una agricultora de 58 años originaria de Burgenland (Austria). Else se quejaba de dolores en la parte izquierda de la cara, que habían empezado diez años antes. «El dolor empieza en el arco cigomático izquierdo, y se extiende hasta el cerebro. ¡Ya no puedo soportar los dolores de cabeza! El neurólogo pensaba que era una neuralgia del trigémino, pero yo no lo creo, porque me duele el cerebro, es decir, *dentro* de la cabeza y no la cabeza». En el transcurso del interrogatorio médico también afloraron otros síntomas, como por ejemplo, rigidez en el cuello, ojos enrojecidos, voz ronca y dolor al deglutir y al hablar.

La paciente se había encargado del cuidado de sus suegros hasta que murieron, y desde entonces sufría dolores en el hombro, la mano y el brazo. Durante algún tiempo, y debido a los dolores, no podía sostener los cubiertos en la mano mientras comía. Else ya no salía de paseo, porque le dolía la pierna derecha, y ya no podía apoyar y hacer girar el pie. Por esta razón, su médico de cabecera le había prescrito un cojín para el talón del pie.

Desde 1993, la paciente había sido tratada continuamente en el hospital, ya que se sospechaba que el dolor podía ser debido a lesiones de la columna vertebral. En 1997 le limpiaron con éxito un seno maxilar y un seno frontal que estaban llenos de pus. El médico de cabecera había anotado en su ficha los siguientes diagnósticos: neuralgia del trigémino, dolor de cabeza originado en las cervicales y estado de postoperatorio, tras una intervención debido a una sinusitis en el maxilar izquierdo.

El diagnóstico con ayuda de la acupresión dio como resultado la existencia de fibromialgia en todos los cuadrantes, más acusada en el cuadrante superior izquierdo que en el inferior derecho. Una nueva revisión por parte de un otorrinolaringólogo no aportó resultados nuevos. A continuación, operé a Else en el cuadrante superior izquierdo. Después de la intervención en el cuadrante del dolor, desaparecieron todas las molestias en el hombro, el brazo y la mano izquierdos, y sólo persistieron los dolores en la cara.

Finalmente, una nueva exploración por el otorrinolaringólogo, debido a un dolor localizado inequívocamente, tuvo éxito: en la tomografía por resonancia magnética nuclear se localizó un foco purulento en la base del cráneo. El pus, viscoso y duro como el cuero, fue extraído quirúrgicamente. Después de la operación, Else anunció: «Ahora ya todos me creen, en el pasado tuve que soportar dolores horribles.»

Después de años de soportar un interminable calvario de dolor, Else recibió ayuda efectiva. Las molestias de la fibromialgia y el foco de pus que le había causado los dolores de cabeza fueron eliminados.

Estadios de la fibromialgia y cuadrantes de dolor

Los resultados de las exploraciones realizadas mediante el diagnóstico por acupresión en cientos de pacientes de fibromialgia han demostrado la existencia de un patrón típico de propagación del dolor en los cuadrantes. La fibromialgia empieza en un cuadrante, y a continuación se propaga simétricamente a los cuadrantes vecinos del otro lado o a los del mismo lado, y al final pueden estar afectados todos los cuadrantes. Debido a estas observaciones, la fibromialgia puede dividirse en los siguientes estadios:

Estadios de la fibromialgia — Cuadrantes de dolor

Estadio I. Está afectado un cuadrante.

Estadio IIa. Están afectados un cuadrante y su cuadrante próximo. (Caso excepcional: dolor en la mitad del cuerpo).

Estadio IIb. Están afectados un cuadrante y dos cuadrantes próximos.

Estadio III. Están afectados los cuatro cuadrantes.

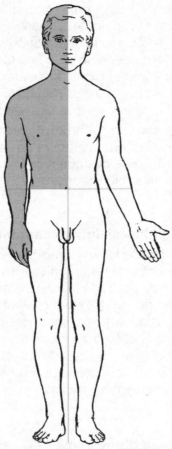

Estadio I de dolor en un cuadrante (un cuadrante superior): dolor en un cuadrante aislado, como en el *complex regional pain syndrome* (CRPS, síndrome de dolor regional complejo). Ejemplo: dolor que se origina en el cuadrante superior derecho.

Resulta destacable que en la fibromialgia el dolor en los cuadrantes tiene una gran similitud con el llamado síndrome de dolor miofascial y el *complex regional pain síndrome*

(CPRS, síndrome de dolor regional complejo) en una de las extremidades. En los pacientes de fibromialgia pueden existir tanto *triggerpoints* (puntos gatillo) dolorosos, característicos del síndrome de dolor miofascial, como también *tenderpoints,* que no existen en el síndrome de dolor miofascial pero sí en la fibromialgia. En la fibromialgia, los síntomas de dolor empiezan generalmente en un cuadrante, y en el transcurso de la enfermedad se van propagando a los cuadrantes vecinos, alcanzando finalmente todos los cuadrantes.

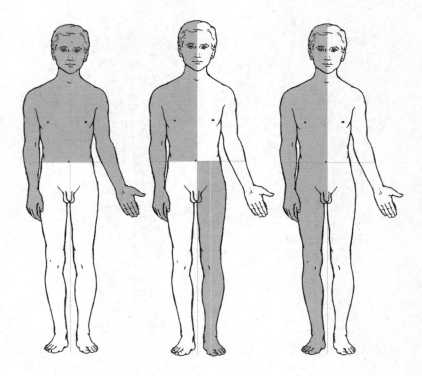

Estadio II de dolor en los cuadrantes.
Estadio IIa (los dos cuadrantes superiores). Estadio IIa (caso especial: «dolor en diagonal»). Estadio IIa (caso especial: «dolor en medio cuerpo»). [Ejemplo de dolores que se originan en el cuadrante superior derecho.]

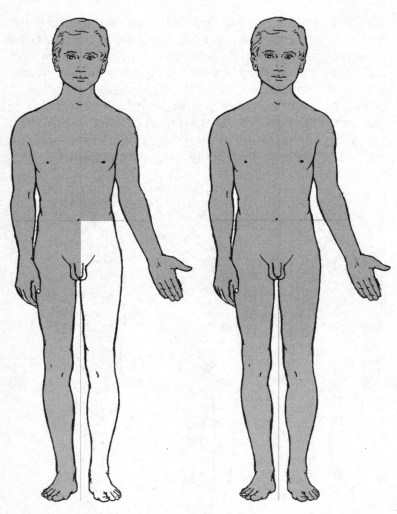

Estadio II de dolor en los cuadrantes. Estadio IIb (los dos cuadrantes superiores y un cuadrante inferior).

[Ejemplo de dolores que se originan en el cuadrante superior derecho.]

Estadio III de dolor en los cuadrantes (los cuatro cuadrantes). Cuadro completo de la fibromialgia generalizada.

[Ejemplo de dolores que se originan en el cuadrante superior derecho.]

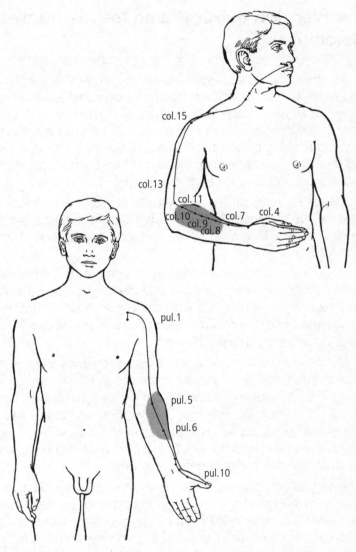

Centro de control del dolor en los cuadrantes de la mitad superior del cuerpo, con sus puntos de acupuntura más importantes (col: meridiano del colon; pul.: meridiano del pulmón).

173

Intervención quirúrgica en los cuadrantes de dolor

En los capítulos anteriores, usted pudo familiarizarse con bastantes detalles relacionados con los orificios de acupuntura, y por tanto ya sabe que éstos pueden obturarse. A estas alturas del libro, quiero que se familiarice con todos los detalles importantes de la intervención quirúrgica en los cuadrantes de dolor, que tiene la finalidad de liberar al paciente de los dolores provocados por el síndrome de la fibromialgia.

En este punto, quizás se pregunte si no serán necesarias más de 300 incisiones para corregir los orificios de acupuntura obturados. ¡Tranquilícese, ya que esto no es necesario en absoluto!

En el transcurso de las investigaciones sobre la fibromialgia se comprobó que en cada cuadrante del cuerpo existe una especie de «centro de control» o punto de control nervioso, que tiene una relación específica con el dolor existente en el cuadrante correspondiente.

Según estas averiguaciones, existen regiones del cuerpo que pueden definirse anatómicamente y en las cuales los puntos de acupuntura importantes están muy próximos, lo que a su vez permite que una sola incisión sea suficiente. Es decir, que con una sola incisión quirúrgica es posible corregir los orificios de acupuntura obturados en el centro de control nervioso del cuadrante superior o inferior.

Este método quirúrgico se basa en la experiencia adquirida a través del diagnóstico de acupresión en centenares de pacientes. En la gran mayoría de pacientes examinados, el diagnóstico por acupresión dio como resultado que casi siempre eran los mismos puntos de acupuntura los que eran sensibles a la presión, o en los que existía una sensibilidad al dolor por presión en los *tenderpoints*.

Centro de control nervioso de los dos cuadrantes superiores: en caso de dolor crónico en los dos cuadrantes superiores, se ven afectados sobre todo los puntos de acupuntura del colon (col.) y del meridiano pulmonar (pul.).

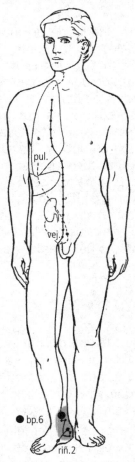

Centro de control del dolor en los cuadrantes de la mitad inferior del cuerpo, con los puntos de acupuntura más importantes (riñ.: meridiano del riñón; pul.: meridiano del pulmón; vej.: meridiano de la vejiga; bp.: meridiano del bazo-páncreas).

Centro de control nervioso de los dos cuadrantes inferiores: en caso de dolor crónico en los dos cuadrantes inferiores, se ven afectados sobre todo los puntos de acupresión del meridiano del riñón (riñ.).

Partiendo de los resultados del diagnóstico por acupresión, se puede decidir cuáles son los centros de control nervioso que deben tratarse con éxito mediante intervención quirúrgica en los cuadrantes de dolor. No es necesario en absoluto que todos los pacientes de fibromialgia sean intervenidos de todos los centros de control, ya que aproximadamente en el 80 % de los pacientes operados hasta ahora sólo era necesaria la intervención en uno de los cuadrantes superiores. El resto de los pacientes tuvo que ser intervenido en ambos cuadrantes superiores para conseguir que desaparecieran los dolores del síndrome de fibromialgia. En la mayoría de los casos, una intervención realizada con éxito en uno de los cuadrantes tiene como consecuencia la desaparición de los dolores en el lado contrario del cuerpo.

Regine — Mi día de suerte

Me llamo Regine Marquardt y quiero dar mi testimonio sobre la intervención quirúrgica para curarme de la fibromialgia. Como afectada de síndrome de fibromialgia, y como paciente que ya ha finalizado dicho tratamiento, quiero transmitirles mis experiencias.

Durante casi 20 años padecí terriblemente la ignorancia, la incompetencia y el desinterés de muchos médicos. Estaba acabada, ya no quería vivir, y el último paso hacia la muerte no estaba muy lejos. Casualmente, me enteré del nuevo método quirúrgico desarrollado por el profesor Bauer en Munich, es decir, la intervención quirúrgica en los cuadrantes de dolor. Esto fue mi salvación, y podría ser la salvación de otros muchos pacientes afectados por la fibromialgia que están desesperados como yo lo estaba.

Decidí viajar a Munich, visitarme y posiblemente operarme, ya que necesitaba ayuda urgentemente, pues me dolía todo el cuerpo. Lo peor eran los dolores en el pecho, el corazón, las extremidades inferiores, las piernas, los talones, la cadera, las rodillas, las ingles y el dedo gordo del pie. Eran dolores tan intensos, que a veces no podía ni moverme. Mis manos habían perdido su fuerza y ya no podía coger las cosas, ni abrir botellas con tapones de rosca, y tenía la sensación que mis dedos pulgares me los estaban pelando con un cuchillo. Los dolores que padecía eran realmente insoportables. Mis ojos también se vieron afectados, pues sufría lo que se denomina «mirada de túnel» (limitación del campo visual) y a menudo también destellos en los ojos. Además, padecía fuertes dolores de cabeza y oídos. Todo mi cuerpo, de los pies a la cabeza, era un único dolor, punzante y ardiente.

En el mes de septiembre de 2001, el profesor Bauer me examinó y me operó en el codo izquierdo. ¡Una pequeña incisión que surtió un gran efecto! Fue mi día de suerte, ya que a partir de aquel momento empecé a mejorar cada vez más. Primero desaparecieron los dolores en el corazón y el pecho, y también remitieron mis dolores intestinales, y desapareció el vientre hinchado que hasta entonces había tenido; las ingles dejaron de dolerme, el dolor de cabeza se esfumó y mi capacidad visual se normalizó por completo. La nuca, los brazos, las manos y los dedos pulgares recuperaron su movilidad, y prácticamente dejaron de dolerme del todo. También la irritación de la vejiga desapareció casi totalmente, y empecé a recuperar el sueño.

Lo mismo sucedió con el cansancio y la fatiga crónica que había padecido hasta entonces, y poco a poco volví a recuperar mi vitalidad y mis ganas de vivir. También han desaparecido los dolores en las piernas y los pies, y ya puedo caminar sin problemas. Cada mañana, al despertarme, recuerdo mi día de suerte, el de la operación que me curó y me devolvió la vida, convirtiéndome nuevamente en una mujer feliz, con ganas de vivir. Tengo casi sesenta años, y cuando miro atrás me doy cuenta de que la fibromialgia me robó los años más felices de mi vida, aunque para mí lo más importante es que ahora mi marido puede volver a abrazarme.

Indicación de la intervención quirúrgica

Si un paciente ha sufrido molestias y dolores crónicos durante años o décadas, y se han agotado todas las medidas terapéuticas, entonces la intervención quirúrgica resulta inevitable. En la indicación de la intervención quirúrgica no debe perderse de vista el punto de partida, ni los siguientes factores: qué cuadrante o cuántos cuadrantes están afectados, si un cuadrante es más doloroso que el otro, o si duelen todos por igual. Todos estos datos deben tenerse en cuenta en el momento de valorar la intervención quirúrgica.

Indicación de la intervención en el centro de control de los cuadrantes superiores

En los pacientes afectados de fibromialgia que presentan dolor en la nuca y los hombros, el síndrome del hombro congelado (*frozen shoulder*), dolor de cabeza, dolores en la muñeca o debilidad muscular al coger objetos, coser, lavar o planchar, el médico presiona con el pulgar sobre los puntos de acupuntura correspondientes al meridiano del colon y al meridiano del pulmón.

La intervención quirúrgica en el cuadrante superior está indicada cuando los siguientes puntos de acupuntura resultan especialmente sensibles al dolor por presión:

Meridiano del colon: col. 4, col. 7, col. 8, col. 9; col. 10; col. 11, col. 13.

Meridiano del pulmón : pul. 6.

Como diagnóstico, en estos casos se supone que existe un síndrome de fibromialgia incipiente en las extremidades superiores.

Indicación de la intervención en el centro de control de los cuadrantes inferiores

La intervención quirúrgica en el cuadrante inferior está indicada cuando los siguientes puntos de acupuntura resultan especialmente sensibles al dolor por presión:

Meridiano del riñón: riñ. 2, riñ. 3, riñ. 4, riñ. 5, riñ. 6, riñ. 7, riñ. 8, riñ. 9.

Meridiano del bazo-páncreas: bp. 6.

Meridiano de la vesícula biliar: vb. 31, vb. 37, vb. 39.

Meridiano de la vejiga: vej. 38, vej. 39, vej. 27 a vej. 31.

La existencia de otros puntos de acupuntura sensibles a la presión se considera un argumento más a favor de la intervención quirúrgica en el centro de control del cuadrante inferior en cuestión.

En caso de que seis puntos de acupuntura de los meridianos del riñón, el punto bp. 6 del bazo-páncreas y un punto de acupuntura de la vejiga y la vesícula biliar sean sensibles al dolor por presión, si estos dolores persisten durante más de 3 meses y se han agotado todas las posibilidades terapéuticas de la medicina convencional, entonces se recomienda al paciente la limpieza y liberación quirúrgicas del paquete vasculonervioso obturado, situado en la parte interior del maléolo.

La intervención quirúrgica

El dolor diagnosticado mediante acupresión en un cuadrante o en la mitad del cuerpo sólo puede tomarse como criterio para la intervención quirúrgica si todos los métodos convencionales, sobre todo los métodos de diagnóstico por imágenes —rayos X, ultrasonido, tomografía axial computarizada (TAC), resonancia magnética nuclear (RMN)— y los análisis reumatológicos, no han revelado ninguna anomalía o resultado patológico. Si existe la posibilidad de un tratamiento médico, la acupresión sólo se considera una técnica de diagnóstico añadida.

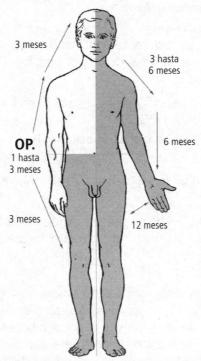

Esquema que ilustra la desaparición de los dolores en función del tiempo pasado desde la intervención quirúrgica en el cuadrante superior. La imagen muestra la desaparición del dolor (flechas) después de una operación (OP.) en el cuadrante superior derecho.

180

En los pacientes operados existe una elevada probabilidad de que sus dolores y molestias remitan, y no es cierto que estos pacientes tengan que vivir con este dolor que supuestamente no tiene tratamiento. La medicina convencional considera la fibromialgia una enfermedad incurable, pero el diagnóstico basado en la acupresión ha abierto una puerta a un tratamiento que tal vez pueda eliminar las causas de la enfermedad. Es posible curar la fibromialgia mediante la intervención quirúrgica en los cuadrantes de dolor.

Testimonio de Birgit — ¡Adiós dolores!

Birgit Franke es una mujer de unos 40 años que trabaja e intenta la siempre difícil conciliación de la vida familiar y profesional, lo mismo que, en definitiva, hacen muchas mujeres hoy día. Sin embargo, este esfuerzo le suponía un estrés enorme, y padecía numerosos dolores crónicos: dolor en todo el cuerpo, zumbido en los oídos, problemas al deglutir, taquicardia y aleteo cardíaco, mareos, malestar, sensación de parálisis en las manos y dolor permanente que le bloqueaba cualquier movimiento de la cabeza.

Antes de la primera visita, Birgit me había enviado un dibujo en el que se podía ver un «muñeco del dolor» con una visión anterior y posterior, y en el que las partes dolorosas de su cuerpo estaban marcadas en negro, completadas con comentarios personales en los márgenes del dibujo.

Como resultado de la anamnesis, y dado que los dolores de la paciente presentaban una mayor intensidad en el cuadrante derecho, el 15 de septiembre de 2001 se procedió a la intervención quirúrgica en el cuadrante superior derecho.

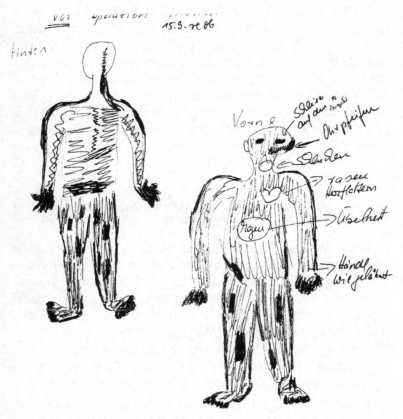

El dibujo de Birgit data del 15.09.2001, y es anterior a la operación. En él se observan sus dolores, representados en negro y completados con sus comentarios personales.

Cuatro meses más tarde, el 15 de enero de 2002, Birgit me envió otro dibujo en el que se ve un torso totalmente libre de dolor, aunque se mantenían un dolor persistente en la nuca y el hombro derecho, intensos dolores en la espalda y en ambas piernas, más acentuados en la pierna derecha que en la izquierda.

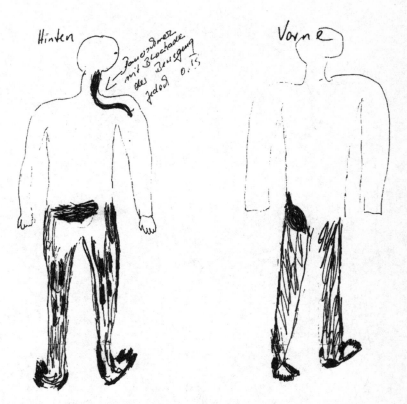

Este dibujo de Birgit data del 15.01.2002, y en él se aprecia que el torso (con excepción de la nuca y los hombros) ha quedado libre de dolor, mientras que los dolores persisten en la mitad inferior del cuerpo y en las piernas.

Birgit me preguntó: «¿Qué hay que operar ahora? ¿El brazo o la pierna?» Le contesté el mismo día: operación en la pierna derecha. El día 2 de febrero de 2002 se realizó la segunda intervención en el maléolo derecho, y apenas tres meses más tarde, concretamente el 29 de abril, Birgit me envió un tercer dibujo de su «muñeco del dolor», en el que se aprecia lo siguiente:

183

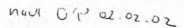
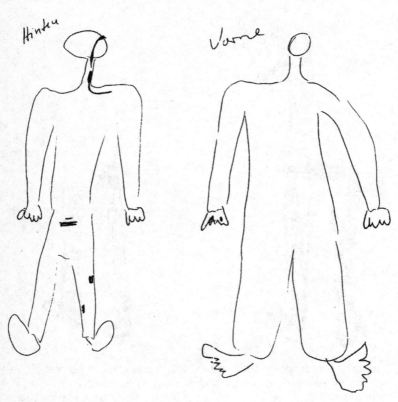

Este dibujo de Birgit data del 29.04.2002, después de la segunda intervención: excepto el dolor en la nuca, el resto de dolores había desaparecido en todo el cuerpo.

En aquella ocasión, Birgit me escribió: «Salvo algunos pinchazos en la nuca y las piernas, me encuentro perfectamente bien. Con cordiales saludos, Birgit Franke.» En siete meses, y gracias a dos intervenciones, la paciente pudo librarse de sus dolores y considerarse curada. ¡Adiós dolores!

Intervención en el centro de control de los cuadrantes superiores

El paciente se encuentra tumbado de espaldas (decúbito supino), con el brazo extendido y móvil. El brazo que será intervenido quirúrgicamente se lava desde el codo hasta la muñeca, en condiciones de esterilidad. Luego, con el brazo flexionado, se palpa el epicóndilo lateral.

A fin de tratar quirúrgicamente los puntos importantes para el dolor en el cuadrante superior, se realiza una incisión cutánea en forma de «S» de 8 cm de longitud en sentido distal, partiendo del epicóndilo lateral, a fin de poner al descubierto las fascias y aponeurosis de los puntos de acupuntura col. 10 y col. 11 (colon), así como los puntos pul. 5 y pul. 6 (pulmón). A continuación, se siguen los paquetes vasculonerviosos en profundidad para realizar una estrecha arcada de Frohse o un lazo de Henry. Ambas técnicas quirúrgicas deben realizarse con las incisiones y elevaciones convenientes. Acto seguido, se tratan quirúrgicamente las ramas del nervio radial que pasan por detrás de la fascia y de la aponeurosis correspondiente; dichas perforaciones representan el punto de acupuntura col. 7 (colon). Los paquetes vasculonerviosos se tratan con sumo cuidado, y las perforaciones de los mismos se ensanchan practicando las incisiones que sean convenientes.

Los bordes de las incisiones en las fascias y en las aponeurosis se adaptan con la ayuda de suturas reabsorbibles, y la dermis y el subcutis se cierran con una sutura intracutánea continua.

El brazo operado se inmoviliza durante 24 horas con una venda de algodón, y los primeros ejercicios de movilización ya pueden empezar al día siguiente de la operación. Los filamentos reabsorbibles se disuelven aproximadamente al cabo de 24 días, y los nudos de sutura se desprenden de forma automática. Los filamentos no reabsorbibles se eliminan manualmente.

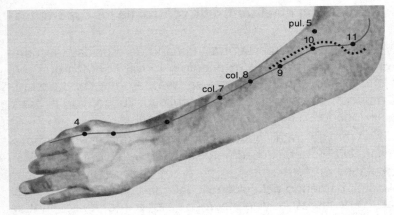

Trazado del meridiano del colon a lo largo del antebrazo (línea continua): puntos del colon col. 7, col. 8, col. 9, col. 10 y col. 11, y punto pul. 5 del meridiano del pulmón. La incisión cutánea viene representada por la línea discontinua.

Intervención en el centro de control de los cuadrantes inferiores

El paciente se encuentra tumbado boca arriba (decúbito supino), con el torso ligeramente inclinado. Mediante suero, se administra al paciente un tranquilizante suave, que le permite estar plenamente consciente. La extremidad inferior a intervenir se posiciona, realizando una ligera rotación externa, y la corva de la rodilla se coloca sobre un cojín, a fin de que la pierna apoyada en la mesa de operaciones esté en plenas condiciones de movilidad, con una ligera rotación hacia fuera. Una vez desinfectada la piel, se administra al paciente un anestésico que le producirá una intumescencia en la zona de transición entre el segundo y el tercer tercio de la pantorrilla. Para ello se utilizan 20 mL de un anestésico local, y a continuación se desinfecta quirúrgicamente la extremidad inferior, desde la mitad de la pantorrilla hasta el talón y los dedos del pie, que deben lavarse con especial cuidado. La extremidad inferior, que se mantiene en perfectas condiciones de movilidad, se tapa con paños estériles.

Antes de iniciar la intervención, se deben marcar los puntos de acupuntura especialmente dolorosos a la presión del meridiano del riñón, así como el punto del bazo-páncreas bp. 6. Luego se practica una incisión en forma de L. La dirección de la incisión se elige de manera que cruce las líneas meridionales imaginarias, y no se sitúe en dirección al meridiano ni paralelamente a éste. A continuación, con un fijador-separador, se ensancha la incisión. Si la separación se practica con cuidado, por lo general no hay hemorragia, ya que por razones de prevención de la trombosis, contrariamente a lo que sucede en la operación de las extremidades superiores, las inferiores no se pueden intervenir en condiciones de isquemia artificial. A continuación, con la ayuda de pinzas romas, se sigue con un tratamiento quirúrgico muy cuidadoso. Las venas superficiales que presenten varices se recogen cuidadosamente, se seccionan y se ligan.

De esta forma, se puede avanzar perfectamente hacia lo más profundo de los tejidos blandos de la extremidad inferior, y llegar hasta la fascia de la pantorrilla. Generalmente, se encuentra uno o dos paquetes vasculonerviosos que corresponden al punto de acupuntura riñ. 4 (riñón). Una vez se llega a la fascia, ésta se golpea ligeramente con una pinza quirúrgica roma. Esta fascia no es elástica ni siquiera en las personas sanas, suele ser rígida como el papel de pergamino. Acto seguido, se realiza una incisión en la fascia y se va ensanchando cuidadosamente los bordes de esa incisión en sentido proximal, hasta llegar al punto bp. 6 (bazo-páncreas), y en sentido distal hacia el borde superior del hueso calcáneo. En el minucioso tratamiento quirúrgico, se debe prestar especial atención a la integridad del paquete vasculonervioso dominante, formado por el nervio tibial, la arteria tibial posterior y las venas concomitantes.

Siguiendo este último paquete vasculonervioso, se buscan las terminaciones nerviosas, que generalmente van acompañadas de arteriolas y vénulas. Se comprueba que una de estas terminaciones se sitúa a la altura del punto bp. 6 (bazopáncreas 6). Esta terminación debe tratarse quirúrgicamente procediendo con sumo cuidado, para no dejar en ningún lugar bordes ni orificios en la fascia que pudieran tener un efecto obturador. El mismo procedimiento se sigue en el lado interior (ventral) del paquete vasculonervioso mayor.

En el lado dorsal, se debe prestar especial atención a la primera terminación del nervio calcáneo medial, puesto que esa terminación, en el punto en que alcanza el borde superior del calcáneo, es idéntica al punto de acupuntura riñ. 5 (riñón). Al mismo tiempo, se debe avanzar en dirección al talón de Aquiles. Generalmente, a medio camino entre el punto bp. 6 y a la altura del maléolo interno, se encuentra un fino paquete vasculonervioso que no tiene denominación anatómica y que corresponde al punto de acupuntura riñ. 4: se extiende entre el talón de Aquiles y los músculos flexores de la pantorrilla hacia el lado externo de la misma, formando así, desde el punto de vista de la acupuntura, una unión transversal, que anatómicamente debe investigarse todavía, entre el meridiano del riñón y el de la vejiga.

En caso de necesidad, una vez tratadas quirúrgicamente todas las terminaciones nerviosas y ampliados los orificios de paso, se pueden realizar incisiones en las fascias para lograr la distensión de las estructuras circundantes. Así, se puede considerar que todos los puntos de acupuntura que provocan el síndrome de fibromialgia en las extremidades inferiores están corregidos, y las alteraciones que provocan quedan eliminadas. Las posibles hemorragias que pudieran producirse puntualmente se eliminan cuidadosamente con ayuda de una pinza bipolar.

De esta manera, se disponen anatómicamente de proximal a distal los puntos de acupuntura bp. 6, riñ. 9, riñ. 8, riñ. 7, riñ. 3, riñ. 4, riñ. 5 y riñ. 6 (bazo–páncreas y riñón). Precisamente, estos datos anatómicos indican que coinciden adecuadamente la ciencia puramente descriptiva de la medicina tradicional china y la metodología científica de la anatomía macroscópica. Se trata, pues, de un buen ejemplo de que ambos puntos de vista, es decir, la anatomía científica y la medicina tradicional china, con miles de años de historia, son igualmente válidos.

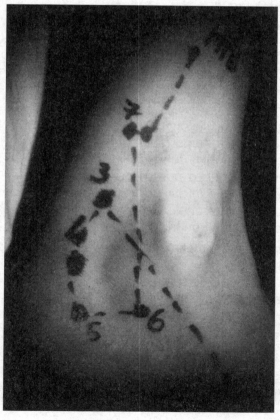

Imagen del maléolo interno izquierdo en la que están marcados los puntos de acupuntura correspondientes al meridiano del riñón.

Una vez finalizada la intervención, se vuelve a limpiar la herida y se coagula cuidadosamente cualquier punto de hemorragia. La herida se cierra con una sutura de puntos simples interrumpida, y a continuación se coloca una venda de algodón estéril, así como una venda semielástica sin compresión; se renuncia expresamente a enyesar la extremidad intervenida. Desde el mismo día de la intervención, el paciente ya puede apoyar parcialmente su peso corporal sobre la extremidad operada.

En esta fase se recomienda un tratamiento preventivo contra la trombosis, incluso en los pacientes que suelen ser muy activos o deportistas. La venda debe cambiarse por primera vez el día después de la intervención, y posteriormente cada dos o tres días. Los puntos de sutura se deben quitar al cabo de 15 días.

El primer día de la operación es normal que la herida presente una ligera hemorragia, pero hasta ahora no se ha observado hemorragias fuertes. Si en los días siguientes a la intervención algunos puntos de sutura presentan zonas enrojecidas, se debe iniciar un tratamiento antiinflamatorio con compresas de alcohol y aplicar un antibiótico de amplio espectro durante un período de 5 días.

Sólo después de la eliminación de los puntos de sutura, el paciente puede lavarse el pie operado y empezar a cargar gradualmente parte de su peso corporal sobre el mismo. Al final de la tercera semana después de la intervención, ya se debe apoyar el peso corporal sobre el pie operado y hacerlo girar. A partir de la cuarta semana, el paciente puede volver a caminar con normalidad.

Marianne — Una intervención con éxito

«Mi nombre es Marianne Schmidt–Engel. Hoy, por fin, ha llegado el día de la operación. Nunca hubiera pensado que operarme me ilusionaría, incluso que anhelara que llegase el día de la operación, pero en mi caso es así.

A las 4 de la madrugada salgo de mi casa, poco antes de las 9 llego a Munich, y desde allí son sólo unas cuantas paradas de tren. Con la ayuda de un mapa de la ciudad, averiguo rápidamente el camino a la consulta del doctor Bauer, donde tendrá lugar la operación. Luego voy caminando hasta el hotel donde pasaré la noche, y allí encuentro a otras compañeras de fatiga. Ciertamente no nos faltan temas de conversación, todas tenemos ganas de que llegue el momento de la operación, que esperamos con mucha esperanza e ilusión. A mí me toca en primer lugar, y a las 14 horas llego a la consulta. Finalmente, a las 14.30 ha llegado el momento. Después de quitarme el jersey y los zapatos, me echo en la mesa de operaciones. Un cojín bajo las rodillas me ayuda a encontrar la postura más relajada. En el brazo derecho me ponen un suero de cloruro sódico y un tranquilizante, pero renuncio al tranquilizante, porque no estoy nerviosa ni tensa. En mi caso, la intervención tiene lugar en el brazo izquierdo, donde me aplican una anestesia regional del plexo braquial, que elimina cualquier dolor. Cuando tras la punción realizada en el lado interno del brazo éste queda ligeramente entumecido, mediante una pequeña inyección se introduce el anestésico a través de un catéter. Con la ayuda de un electrodo adherido al hombro izquierdo, se puede controlar exactamente la inyección del anestésico en las diferentes terminaciones nerviosas.

Es fascinante experimentar las diferentes reacciones en la mano y los dedos, y notar que has perdido el control sobre ellos. Al principio, la anestesia del plexo era lo que más miedo me daba, pero ahora que estoy experimentando sus efectos me siento gratamente sorprendida. La intumescencia en el punto de la punción hace que el procedimiento sea soportable.

Un torniquete de goma fuertemente atado al brazo ayuda a producir la necesaria isquemia artificial, que me crea una sensación como si el brazo ya no me perteneciera; la piel se vuelve blanca, como si yo fuera Blancanieves. Una vez desinfectado el brazo con un spray antiséptico, dejo de verlo, porque unos paños estériles de quirófano me lo impiden. Ahora veo al profesor Bauer y a su enfermera vestidos con ropa de quirófano, y a continuación empieza la «función».

En la sala de operaciones la atmósfera es relajada y agradable, casi diría que hay un ambiente familiar. Puesto que no estoy dormida, puedo mantener una conversación con el equipo quirúrgico mientras me operan. Antes de operarme ya me había familiarizado al máximo con todos los detalles de la intervención, y por eso puedo seguir muy bien el desarrollo de la misma. Siento perfectamente el tacto, la presión y la tracción. Cuando noto que la intervención avanza en profundidad, acepto que me inyecten más anestésico para evitar dolores innecesarios, pero no quiero que me duerman del todo. En el transcurso de la operación oigo decir al profesor Bauer «¡Esto es una locura!», lo que me confirma que en mi caso la operación fue más que indicada. Noto que los cirujanos trabajan sin tregua, porque la isquemia artificial en el brazo no debe durar más de lo necesario.

Ahora siento cómo se cierran los pequeños vasos sanguíneos, y cómo se va cerrando la sutura intracutánea. De pronto, noto un hormigueo en toda la mano izquierda, señal de que se reanuda la circulación sanguínea. A continuación me quitan el torniquete, con lo que se restablece el flujo sanguíneo en todo el brazo, y dejo de ser Blancanieves. Ahora me vendan el brazo, y la operación ha concluido. Puesto que no he sufrido ninguna bajada de tensión, puedo levantarme de la mesa de operaciones por mi propio pie y salir del quirófano sin problemas. Aun así, me concedo un pequeño descanso, tomo un vaso de agua y un tentempié. Me sorprende gratamente que el profesor Bauer se tome tiempo para una pequeña charla después de la operación. Mientras tanto, ceden los efectos de la anestesia, y empiezo a sentir dolor en la herida. Por eso tomo una pastilla para el dolor, y con la mano no operada intento arreglármelas como puedo.

Al día siguiente, me presento otra vez en la consulta para que me cambien la venda. La herida tiene buen aspecto, y ahora basta con un apósito. Para el viaje de regreso me colocan una venda acolchada de protección, que en casa podré quitarme yo sola. Asimismo, recibo algunas instrucciones respecto a la movilización del brazo operado, me entregan el informe de la operación y a continuación me dan el alta.

Después de haber padecido durante años dolores cada vez más insoportables y un insomnio permanente, he decidido arriesgarme a una intervención quirúrgica, al dolor (breve, en este caso) y a los riesgos y el gasto que supone. Ahora puedo entender que algunas personas que padecen fibromialgia recurran a medios dudosos y caigan en manos de charlatanes, esperando encontrar ayuda y poder librarse de este círculo vicioso del dolor crónico y el consiguiente desgaste que supone. Por todo ello, estoy tan contenta de que con este tratamiento se haya abierto una puerta a la esperanza, y estoy segura de que tendrá el éxito deseado.

Resultados de la intervención quirúrgica en los cuadrantes de dolor

Hasta fines del año 2000, se realizó el diagnóstico basado en el método de acupresión a más de 1.100 pacientes, y hasta esa fecha 627 personas se habían sometido a la correspondiente operación. De estos pacientes, 400 pudieron ser examinados en una revisión médica posterior. A continuación presentamos los resultados de los pacientes tratados quirúrgicamente en el período que va de 1990 a 2000.

Características de los pacientes tratados

Una mayoría de los pacientes tratados fueron mujeres, concretamente, 268 mujeres y 132 hombres. La edad media de los pacientes era de unos 45 años. El varón más joven tenía 21 años, y el de mayor edad, 84. En el caso de las mujeres, la paciente más joven tenía 18 años, y la de más edad, 91.

Una tercera parte de los pacientes tratados (34,4 %) tenía afectado el cuadrante superior derecho, y una cuarta parte (26,9 %) el cuadrante superior izquierdo. El 18,5 % de los pacientes padecía molestias originadas en el cuadrante inferior derecho, y un 19,2 % tenía afectado el cuadrante inferior izquierdo. En 20 pacientes estaban afectados dos cuadrantes, con mayor frecuencia el cuadrante superior derecho.

Síntomas en el cuadrante superior

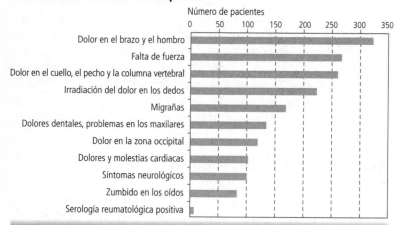

Representación de los síntomas más frecuentes con origen en el cuadrante superior en los pacientes sometidos a una intervención quirúrgica en el cuadrante de dolor correspondiente.

Algunos pacientes llevaban hasta 25 años padeciendo antes de poder someterse a la operación. El período medio de tiempo transcurrido hasta que los pacientes se sometían a la operación era de siete años y medio. Más del 50 % de los pacientes intervenidos eran diestros.

Dolores y molestias más frecuentes que solían tener su origen en el cuadrante superior: dolores en los brazos y hombros, falta de fuerza en las manos y en su musculatura, dolores en el cuello y en la zona dorsal de la columna vertebral, irradiación del dolor en los dedos, así como migrañas.

Dolores y molestias más frecuentes que solían tener su origen en el cuadrante inferior: dolores de espalda, problemas para subir las escaleras, dolores en la rodilla, dolores de cadera y el «síndrome de piernas inquietas» (*restless legs-syndrom*).

Síntomas en el cuadrante inferior

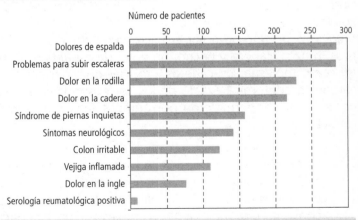

Representación de los síntomas más frecuentes con origen en el cuadrante inferior en los pacientes sometidos a una intervención quirúrgica en el cuadrante de dolor correspondiente.

En los pacientes de fibromialgia operados se demostraba continuamente que en el momento de la exploración médica o en la fase inicial de la enfermedad ya padecían los dolores en el cuadrante correspondiente. En dos tercios de los pacientes (64,3 %), los médicos que les habían tratado con anterioridad no habían diagnosticado la fibromialgia, y sólo en uno de los afectados podían considerarse también otras posibilidades terapéuticas. En 395 pacientes habían «fracasado» todos los tratamientos convencionales, o ya lo habían probado todo. Cinco pacientes no aportaban datos sobre esta cuestión.

Desarrollo del postoperatorio y resultados de las intervenciones quirúrgicas

En los pacientes que padecían fibromialgia y dolores de espalda profundos y que se sometieron a las intervenciones descritas, tanto en las extremidades superiores como en las inferiores, se consiguió eliminar de manera permanente los síndromes dolorosos, con una probabilidad superior al 90 %. Los informes y los resultados presentados explican, por primera vez, un tipo de dolor crónico muy extendido en hombros, brazos, cabeza y pecho, un dolor de espalda profundo, así como molestias en caderas y rodillas que, debido a la localización anatómica exacta de los correspondientes puntos de acupuntura, permitieron por primera vez un acceso quirúrgico a los mismos.

Desarrollo del postoperatorio después de la intervención quirúrgica de los cuadrantes: en 281 de los pacientes operados (70,1 %) al cabo de 15 días ya se pudo constatar una mejoría de sus molestias. En 109 pacientes (27,2 %) la mejoría se pudo constatar al cabo de cuatro semanas, y en nueve pacientes (2,2 %) su situación mejoró al cabo de seis semanas.

Desarrollo del postoperatorio en 401 pacientes (1990-2000)

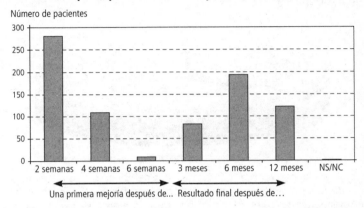

Número de pacientes

Una primera mejoría después de... Resultado final después de...

En tres cuartas partes de los pacientes de fibromialgia operados se pudo constatar una primera mejoría dos semanas después de la intervención, mientras que la mayoría de los pacientes se libró de sus dolores aproximadamente al cabo de seis meses (resultado final).

Resultados de las operaciones realizadas: el resultado final (desaparición de los dolores y molestias) en 83 pacientes (20,7 %) se consiguió al cabo de tres meses, en 194 pacientes (48,4 %) al cabo de seis meses y en 122 pacientes (30,4 %) al cabo de un año. Dos terceras partes (66,1 %) de los pacientes de fibromialgia que se habían sometido a la intervención indicaron que sus dolores y molestias habían desaparecido del todo, y 89 pacientes (22,2 %) manifestaban que habían experimentado una mejoría notable de sus dolores y molestias). En 43 pacientes (10,7 %) la intervención no tuvo éxito. En resumen, cabe afirmar que aproximadamente un 90 % de los pacientes con fibromialgia se beneficiaron de la intervención quirúrgica en los respectivos cuadrantes. En ningún caso se observó un empeoramiento de la situación del paciente.

Resultados de las intervenciones quirúrgicas en 401 pacientes (1990-2000)

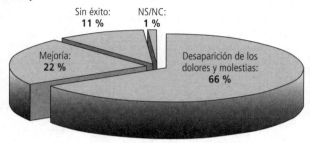

Sin éxito: 11 %   NS/NC: 1 %

Mejoría: 22 %

Desaparición de los dolores y molestias: 66 %

Después de la intervención quirúrgica, más del 80 % de los pacientes dejaron de tener molestias, o se encontraban notablemente mejor. En total, aproximadamente un 90 % de los pacientes operados se beneficiaron de la intervención.

Buenos resultados de la intervención quirúrgica en los cuadrantes de dolor

En el período 1990–2000, alrededor del 90 % de los pacientes con fibromialgia operados se beneficiaron de la intervención en los respectivos cuadrantes.

Los pacientes de fibromialgia operados, o bien estaban libres de dolor y molestias o bien su estado de salud había mejorado sensiblemente.

En ningún caso se observó un empeoramiento del estado de salud de ningún paciente.

Los éxitos terapéuticos conseguidos mediante la intervención quirúrgica en los cuadrantes demuestran la validez de este método, por cuanto supone una ayuda efectiva para los pacientes afectados de fibromialgia y abre una nueva posibilidad de librarse definitivamente de los dolores y molestias que caracterizan esta enfermedad. El éxito de este método también explica el fenómeno de la transmisión del dolor, es decir, un tipo de dolor cuya percepción en el sistema nervioso central se proyecta a una determinada parte del cuerpo, sin que exista en ella ninguna causa que provoque dicho dolor. Ello explica también el elevado porcentaje de fracasos de las operaciones de hernia discal y la implantación de prótesis de cadera y rodilla en los pacientes de fibromialgia. Estas operaciones de implantación de prótesis sólo deben efectuarse después de obtener un diagnóstico inequívoco de artrosis (desgaste de las articulaciones) basado en medios diagnósticos con imágenes. Las hernias discales que no muestren un prolapso inequívoco y sólo manifiesten una protrusión, no deben operarse.

En este sentido, también deben revisarse los tratamientos fisioterapéuticos, que a veces son largos y costosos, así como otros tratamientos médicos, incluida la balneoterapia. Antes de iniciar un tratamiento de balneoterapia debido a molestias características de la fibromialgia, se debería realizar el diagnóstico por acupresión, y en el caso que los puntos de acupresión sean sensibles al dolor por presión, se debería considerar una posible intervención quirúrgica de los cuadrantes correspondientes. En efecto, se ha demostrado que muchas veces los ejercicios de rehabilitación o la balneoterapia sólo son efectivos después de la intervención en los cuadrantes de dolor, y en muchos casos la balneoterapia ni siquiera resulta necesaria.

El diagnóstico por acupresión aquí presentado y el tratamiento quirúrgico de los paquetes vasculonerviosos en los puntos de acupuntura dolorosos desautorizan las interpretaciones convencionales sobre el origen y el tratamiento del síndrome de fibromialgia, así como de sus dolores y molestias, ya que muchos pacientes se liberan definitivamente del dolor crónico y vuelven a ser capaces de trabajar, con lo que evitan la pérdida de sus empleos y pueden disfrutar de una nueva y mejor calidad de vida.

Teniendo en cuenta las informaciones y datos aportados, así como la relación existente entre ellos, una cuidadosa intervención quirúrgica consigue, con un 90 % de probabilidades, la total eliminación de los dolores característicos del síndrome de fibromialgia. Para realizar la terapia quirúrgica que se describe en este capítulo, es condición indispensable tener un enfoque claro de la base anatómica de la acupuntura. Los informes y resultados presentados en el presente libro abren a la acupuntura y a la acupresión, junto con la cirugía, nuevas posibilidades para combatir el dolor crónico.

Helga — Una nueva vida

Mi nombre es Helga Häusler, y con este testimonio quiero dar a conocer el largo calvario que me tocó vivir como paciente de fibromialgia, hasta que llegué a conocer la nueva terapia quirúrgica de intervención en los cuadrantes de dolor. Con este testimonio quiero animar a otras personas que también sufren dolores crónicos para transmitirles esperanza y decirles que sí existe una ayuda efectiva para ellos.

En 1958, sufrí una tendovaginitis en ambos brazos y, después de un período de reposo prolongado, pude volver a mi trabajo de secretaria. Mientras tanto, realicé otro tipo de trabajos. Solía combatir mis dolores en los brazos con balneoterapia, con compresas de fango que me aliviaban, pero cuyo efecto solía desaparecer después de un tiempo más o menos breve. Hace aproximadamente siete años empecé a tener dolores muy fuertes en el hombro, que llegaron a ser tan intensos que al final me impedían mover el hombro y el brazo izquierdos. La aplicación de hielo y el tratamiento con ultrasonido aliviaban mi dolor, pero la limitación de la movilidad en el hombro y el brazo izquierdo persistía, o volvía a manifestarse una y otra vez.

Debido a que al mismo tiempo empecé a tener dolores en la espalda y la cadera, mi traumatólogo me propuso un tratamiento basado en la acupuntura, ya que los masajes e inyecciones dejaron de tener efecto. Sin embargo, el tratamiento de acupuntura me resultaba muy doloroso, aunque mi médico no se lo creía. Por otra parte, no tenía ningún efecto, sino al contrario, ya que me provocó un herpes zoster cuyo dolor se originaba en la parte izquierda de la espalda y se extendía hacia el muslo izquierdo. Que el herpes zoster provoca dolores muy fuertes es cosa bien sabida.

Puesto que los dolores en la espalda y la cadera no desaparecieron, a principios de 2001 acudí a un traumatólogo para averiguar la causa de los mismos a través de una radiografía. Dado que las radiografías no revelaban nada en particular, el médico me comentó que no tenía por qué sentir dolor alguno. ¡Pero yo sí tenía dolor! En marzo de 2001 conocí por casualidad a la enfermera que asiste al profesor Bauer en el quirófano, y en el transcurso de varias conversaciones me aconsejó que acudiera a su consulta, ya que era un experto en terapias contra el dolor crónico. Además, me proporcionó material de información sobre la fibromialgia, cuya existencia yo desconocía por completo, aunque reconocía todos sus síntomas como propios.

A principios de mayo, tomé la decisión de visitar al profesor Bauer, quien me diagnosticó fibromialgia y me ofreció su tratamiento quirúrgico. Acordamos una fecha, y a fines de julio de 2001 me operó. Nada más acabar la operación, noté que los dolores y la rigidez en mi hombro habían desaparecido, y hasta el momento no han vuelto a aparecer. Ahora puedo levantar los brazos sin sentir ningún dolor. También han desaparecido los dolores punzantes en la cadera. Después de décadas de sufrimiento y dolores crónicos, estoy muy agradecida de poder llevar una nueva vida casi sin dolor.

Superar la fibromialgia

Vivir con la fibromialgia significa que los pacientes afectados tienen que reorganizar su vida y que la enfermedad afecta, en muchos aspectos, a su forma y calidad de vida. Para un paciente de fibromialgia, son muchos los problemas cotidianos que ocupan un lugar preferente:

Dolores y debilidad en hombros, nuca, espalda, brazos y manos durante todo el día.

Elevada sensibilidad al dolor en brazos, hombros y espalda.

Estar sentado mucho tiempo puede resultar muy difícil, e incluso imposible.

Conducir durante un rato puede ser difícil o imposible.

Utilizar un teclado también puede ser difícil o imposible.

La capacidad de concentración para trabajar o para resolver asuntos particulares puede resultar difícil o imposible.

Escribir a mano puede ser difícil o imposible.

Movimientos corporales como inclinarse u otros ejercicios de gimnasia pueden resultar difíciles o imposibles.

Actividades cotidianas como cocinar, limpiar y otras labores de casa pueden resultar dolorosas o simplemente imposibles.

Las actividades de ocio pueden ser difíciles o imposibles de realizar.

No hay relajación ni recuperación.

En los casos más graves, el paciente ya no es capaz de vestirse solo, utilizar los cubiertos o realizar su propia higiene personal.

Otros factores asociados a la fibromialgia, como la falta de movilidad, el sobrepeso y el hecho que el paciente precise de cuidados permanentes, pueden anular gran parte de las actividades cotidianas.

Lugar de trabajo y hogar

Para los pacientes de fibromialgia, incluso las actividades cotidianas más sencillas pueden representar una dificultad extraordinaria. Partiendo de esta experiencia, el análisis de las condiciones de trabajo, tanto en casa como en el ámbito profesional, adquiere un nuevo significado:

Los trabajos superfluos deberían eliminarse.

Los trabajos rutinarios deberían simplificarse al máximo.

En la vida diaria de un paciente de fibromialgia deberían integrarse aspectos ergonómicos, tanto en el ámbito laboral como en el privado, para evitar la carga excesiva de los músculos y las articulaciones, así como para mejorar la capacidad de concentración.

Por otra parte, es posible que la fibromialgia pueda causar problemas al paciente en el ámbito laboral, puesto que estas personas aparentemente parecen estar sanas, ya que su enfermedad no es visible. Muchas veces los propios compañeros de trabajo o los superiores reaccionan con prejuicios, opinando que los pacientes son perezosos o no quieren trabajar. Con frecuencia esto puede desencadenar una situación de *mobbing*, a resultas de la cual el paciente de fibromialgia acaba perdiendo su empleo. Sin embargo, recuerde usted que miles de personas sanas también se ven expuestas cada día al *mobbing*, puesto que para ello existen muchos pretextos que no sólo tienen que ver con alguna enfermedad previa, sino todo lo contrario. El *mobbing* es muy contraproducente y causa centenares de millones de euros en pérdidas, que a su vez debilitan la economía de un país.

Palabra clave: *mobbing*

¡Defiéndase!

¡Búsquese buenos aliados!

Busque el consejo de amigos y familiares en los que pueda confiar.

¡Pida la baja médica!

¡Búsquese un abogado!

Vaya a juicio si su empresa adopta una actitud intransigente.

Si no tiene usted nada que reprocharse, ¡no hay motivos para dejarse intimidar!

¡No acepte arreglos extrajudiciales que puedan perjudicarle!

En caso de despido, su empresa tiene que aducir razones para despedirle. ¡Y si sus argumentos no son convincentes, usted tiene todas las de ganar!

Incapacidad laboral y jubilación

Incluso para los pacientes de fibromialgia crónicos, resulta difícil probar su incapacidad laboral. Por una parte, la incapacidad laboral está definida jurídicamente, pero por otra parte suele ser imposible «medir» la existencia de la enfermedad con los resultados de las analíticas o a través de métodos de diagnóstico por imágenes. En estos casos, los peritos médicos suelen reaccionar de la misma manera que cualquier lego en la materia, como por ejemplo, los compañeros de trabajo de un paciente de fibromialgia: con una altísima probabilidad, acusarán al paciente afectado de no querer trabajar y, en el peor de los casos, incluso dirán que padece una obsesión neurótica por jubilarse, o que pretende jubilarse haciendo trampa.

En algunos casos, se producen contradicciones tan manifiestas que rayan en lo grotesco, incluso si se trata del mismo perito: hay peritos que aducen que el paciente en cuestión no cumple los requisitos para concederle la incapacidad laboral, abogando por otra parte a favor de intervenciones quirúrgicas de posibles hernias discales o de las articulaciones de la cadera o las rodillas. No resulta en absoluto razonable negar a una persona la incapacidad laboral o la jubilación y, por otra parte, recomendarle intervenciones quirúrgicas de altísimo coste económico. Muchas veces esta contradicción pasa desapercibida para muchos de los peritos que actúan en los tribunales, muy al contrario de lo que le sucede al paciente que se encuentra en esta situación.

Sería mejor que en todas partes se siguiera el ejemplo de los países escandinavos, donde la fibromialgia es una enfermedad que justifica la jubilación de los pacientes. En Noruega, por ejemplo, el 17 % de las prejubilaciones se deben a la fibromialgia.

El caso de Waltraud — Estigma en lugar de ayuda

A la edad de 25 años, Waltraud sufrió por primera vez dolores terribles en todo el cuerpo, sobre todo fuertes dolores de espalda, dolor en la nuca, dolores de cabeza, en los hombros, en el brazo izquierdo y en la pierna derecha. El médico de cabecera ingresó a Waltraud en un hospital, donde le realizaron todas las analíticas y radiografías necesarias. El médico de la clínica escuchó atentamente el relato de Waltraud y decidió que se trataba de un «caso» neurológico. Los neurólogos, a su vez, realizaron múltiples pruebas que no dieron ningún resultado, y a su juicio lo más probable era que se tratara de una alteración «somatoforme».

Puesto que no había horas disponibles para una sesión psicosomática, Waltraud pasó cinco días esperando en aquella clínica. Durante ese período de tiempo empezó a perder peso, y sus dolores aumentaron de tal forma que ya no podía andar. Llegó a precisar la ayuda de una silla de ruedas, que, por otra parte, tampoco le fue de gran ayuda, porque sus brazos presentaban una fatiga tan grande que no podía ni mover las ruedas. «Me etiquetaron de depresiva, y un joven médico me aseguró que yo sólo imaginaba mis dolores, diciendo que toda mi enfermedad empezaba en mi cabeza». Waltraud debía tomar una gran cantidad de pastillas, y cuando preguntó por la finalidad de esas pastillas le dijeron que eran analgésicos, pero más tarde averiguó que se trataba de antidepresivos. Una mañana, se presentó un enfermero en su habitación y la convino a levantarse y tomar la medicación en su presencia. Waltraud le dijo que sus dolores eran tan grandes que no podía hacerlo. Pero el enfermero insistió, por lo que Waltraud se levantó trabajosamente y se dirigió a la mesa donde aquél había dejado la medicación, pero en el camino se cayó. Cuando pidió al enfermero que la ayudara a levantarse, éste se limitó a reír, diciéndole que dejase de hacer comedia, ya que en todo el hospital nadie creía en sus dolores. Finalmente, con muchas dificultades, Waltraud consiguió levantarse y acercarse a la mesa donde estaba la medicación y tomarse las pastillas. Sobra decir que esa situación resultó sumamente humillante para ella. Cuando, llena de rabia y desesperación, se quejó al médico de la unidad, éste le contestó que finalmente sabían lo que padecía: un estado psicovegetativo de agotamiento y lumbago, ya que presumiblemente la analítica así lo demostraba. Waltraud se dio la vuelta y abandonó el hospital bajo su responsabilidad.

Cuando Waltraud vino por primera vez a mi consulta padecía más molestias que las ya descritas: el trazo de su escritura había cambiado y ya no podía realizar movimientos o trabajos por encima de su cabeza, como tender la ropa o limpiar los cristales. Además, tenía el vientre hinchado. Waltraud me dijo con los ojos llenos de lagrimas: «¡Lo que más me duele es que ya no puedo coger y llevar a mis hijos en brazos, y que las personas de mi entorno dejen de confiar en mí!» La examiné y diagnostiqué que tenía fibromialgia, y a través de una anamnesis muy detallada pude averiguar que sus dolores, mal interpretados hasta el momento, ya habían empezado en el cuadrante superior izquierdo a la edad de 13 años. Al cabo de un mes de la intervención quirúrgica en el cuadrante en cuestión, Waltraud notó una clara mejoría en el hombro y el brazo izquierdos. Además, su vientre hinchado había desaparecido, casi como si de un pequeño milagro se tratase.

Entorno y estigma

Hasta ahora no existe ninguna terapia causal de la fibromialgia, y para muchos afectados la fibromialgia sigue siendo una enfermedad incurable. Normalmente, las personas que padecen de fibromialgia y tratan de superarla sólo tienen la oportunidad de seguir las recomendaciones que existen en relación a esta enfermedad. Es decir, superar los principales síntomas —el dolor, la dificultad para concentrarse, la pérdida de memoria, la fatiga y el agotamiento— tratando de evitar situaciones estresantes y las crisis agudas de fibromialgia.

En una sociedad que se fija sobre todo en la juventud, la belleza, la salud y la buena forma física, la enfermedad, la vejez y la muerte no tienen cabida y, por ello, los enfermos de fibromialgia son desplazados de la conciencia social y de la percepción individual de las personas, como si no existieran.

Esto no es sólo un autoengaño, sino también supone la estigmatización de las personas enfermas, de las personas mayores o moribundas que resultan incómodas e indeseables. Huelga decir que esta actitud no sólo es estúpida, sino que también carece de todo sentido, ya que sólo hay que pensar en lo siguiente:

Cualquier persona puede enfermar.

Cada persona envejece.

Todas las personas son mortales.

Muchas personas enfermas, y sobre todo los pacientes de fibromialgia, cuya enfermedad es de alguna manera «invisible», tienen que luchar contra esta exclusión tan extendida y contra todos los prejuicios que esta afección suele generar. También las personas con cáncer, quienes han tenido un infarto o una apoplejía, los hipertensos y sobre todo las personas que sufren enfermedades psíquicas, padecen esa estigmatización y la subsiguiente atribución de culpa.

Ni la enfermedad ni la mortalidad tienen nada que ver con la culpa, sino que constituyen realidades biológicas inamovibles que no se pueden modificar, por muy perfecta que pueda parecernos nuestra existencia material.

En el pasado, la enfermedad y la muerte se consideraban un castigo de Dios. La enfermedad era el «castigo por nuestros pecados», puesto que la persona enferma se había cargado de culpa. La estigmatización permanente de los enfermos psíquicos y de los pacientes de fibromialgia demuestra que la sociedad industrial moderna no se diferencia en absoluto de las supersticiones de tiempos pasados. Es más, esta superstición sigue existiendo, oculta tras la tenue fachada de un mundo de fantasía que nos muestra su cara más resplandeciente.

Las personas sanas no suelen ser conscientes de que eluden su confrontación con la posibilidad de enfermar, y en última instancia con la posibilidad de morir. Cualquier medio sirve para evitar la amenaza existencial o la simple idea de enfermar y morir, ya que en una sociedad obsesionada por la juventud y la competitividad las personas enfermas son los perdedores y, de alguna manera, ellos mismos tienen la culpa.

La fibromialgia tiene, además, un problema añadido: se trata de una enfermedad «invisible», ya que los compañeros, parientes, parejas o colegas de los enfermos no pueden ver el sufrimiento de las personas afectadas. Nadie puede experimentar o entender el sufrimiento que padece una persona afectada de fibromialgia, además de la soledad y el agotamiento que todo ello supone. Las explicaciones de los pacientes de fibromialgia muchas veces no tienen ningún efecto, porque externamente su enfermedad no es apreciable, ya que no hay signos externos de su dolor. En cambio, a menudo los pacientes de fibromialgia son tildados de mentirosos, simuladores y embusteros.

Muchas veces, la incomprensión conduce a los pacientes de fibromialgia a un aislamiento creciente, a resultas del cual los enfermos se retiran conscientemente de la vida social para evitar la estigmatización y la frustración que les espera. Así, la autoestima de los pacientes también se deteriora, y en consecuencia sufren autorreproches, sentimientos de culpa y depresión. Sin embargo, también debemos tratar de comprender a los parientes y amigos de los pacientes de fibromialgia, porque es muy difícil convivir con una persona que sufre permanentemente dolores crónicos, fatiga y una considerable limitación de sus capacidades. A los amigos y parientes muchas veces les cuesta soportar a enfermos de estas características.

Sin embargo, es importante que los pacientes de fibromialgia puedan contar con el apoyo de personas de su confianza. También el contacto y las actividades que se desarrollan en el marco de los grupos de autoayuda contribuyen a hacerles la vida más soportable.

Seis verdades para los pacientes de fibromialgia:

No estoy solo/a.

No estoy loco/a.

No soy culpable de mi enfermedad.

Sufro una enfermedad real.

No imagino mis dolores.

No imagino mi enfermedad.

Reconozca quiénes son sus aliados, qué personas pueden ayudarle

¿Quién me cree?

¿Quién me ayuda frente a tanta ignorancia y humillación?

Para los afectados resulta una tragedia añadida el hecho que, sobre todo entre la clase médica, todavía esté bastante extendida la opinión que la fibromialgia es una «alteración somatoforme» que, de alguna manera, empieza en la cabeza. La estigmatización que sufren los enfermos de fibromialgia por parte de los legos en la materia ya es bastante grave, pero todavía es peor que los médicos, que deberían tener más información, añadan una nueva variante de estigmatización a tanto sufrimiento. La explicación y el tratamiento psicosomático de la fibromialgia muchas veces sólo enmascaran una falta de competencia profesional, y a menudo sucede que se tilda de refractarios, ingratos, intratables u obstinados a los pacientes bien informados. Por otra parte, los pacientes que se someten a los dictámenes de la verdad absoluta de la clase médica, abandonándose a su suerte, suelen ser clasificados como personas con alteraciones psíquicas de la personalidad que no tienen solución.

Luisa — Historia de una curación

Mi nombre es Luisa Umlauf, nací en 1946 y vivo en Berlín, estoy casada, y tengo una hija y cinco gatos. Debido a que hace muchos años que sufro alteraciones del sueño, desde 1994 estoy prejubilada, porque no podía trabajar regularmente.

Yo era profesora, una profesión que exige gran fiabilidad y regularidad. Por eso, una compañera que de cinco días lectivos a la semana puede faltar dos o tres, a la larga no es tolerada por el claustro de profesores.

Las alteraciones del sueño no eran las únicas molestias, pero sí subjetivamente las peores. Desde fines de los años 1970 también empecé a tener dolores de espalda, que a veces me obligaban a ingresar en una clínica, así como problemas digestivos y frecuentes resfriados que prácticamente podían transformarse en estados asmáticos. Si contara mi odisea de médico en médico, de pruebas y tratamientos sin resultado y la humillación inflingida por parte de numerosos y diversos especialistas, psicoterapeutas y sobre todo de los médicos del estado, podría llenar muchas páginas.

Que todos estos síntomas pertenecían al síndrome de la fibromialgia lo descubrí en el mes de julio de 2000, gracias al diagnóstico de un médico jefe de servicio de un hospital de Berlín. En aquel momento ya llevaba 20 años sufriendo dolores en las manos, pero en las piernas sólo desde hacía unos seis meses. En esos seis meses los dolores también se habían extendido de las manos a los brazos.

A través de la palabra clave fibromialgia descubrí al profesor Bauer en Internet y concerté una visita con él, y como era de esperar me diagnosticó una fibromialgia completamente desarrollada. A fines de mayo de 2001 tuvo lugar la intervención quirúrgica. Para la operación, el profesor Bauer había escogido el brazo derecho.

Nunca olvidaré la sensación que experimenté cuando me desperté de la anestesia sintiendo que mi mano y mi brazo derechos ya no me dolían. En aquel momento me di cuenta hasta qué punto ya me había acostumbrado y resignado al dolor crónico. De repente, tuve la sensación como si mi brazo derecho estuviera flotando, y pensé que si esa ausencia de dolor pudiera extenderse a todo el organismo, tal como me había pronosticado el profesor Bauer, tendrían que haberme atado al suelo para que no saliese volando.

Aun así, yo era escéptica, pensaba que era lógico que no me doliera el brazo derecho si estaba vendado e inmovilizado. Pensé que el dolor volvería cuando pudiera volver a mover el brazo.

El profesor Bauer me prohibió tajantemente, durante seis semanas, escribir con mi PC utilizando los diez dedos. Para mí, acostumbrada a crear textos a diario con la ayuda del ordenador, esa fue la prueba más dura. Durante dos semanas respeté la prohibición, pero entonces volví a empezar a teclear muy despacio y sin ejercer mucha presión, utilizando sólo dos dedos. A la tercera semana ya escribía con los diez dedos, pero tenía remordimientos de conciencia. Pensaba si después de tanto riesgo y tanto gasto, no estaría poniendo en peligro el éxito de la operación.

Los ejercicios que me había aconsejado el profesor Bauer los hice más bien de forma negligente, pero cuando sentí una especie de escozor en el codo me dirigí a mi fisioterapeuta, contraviniendo las recomendaciones del profesor Bauer. El profesor Bauer advierte de los peligros de los ejercicios de fisioterapia, pues la mayoría de esos ejercicios (debido a la ignorancia o al desconocimiento de muchos fisioterapeutas) se practican con demasiada fuerza, y en principio puedo confirmarlo. Durante mi estancia en una clínica de rehabilitación, después del diagnóstico de fibromialgia, me encontré con muchos fisioterapeutas que me preguntaron con incredulidad: «¿Pero qué es eso de la fibromialgia?»

Mi actual fisioterapeuta está bien formado y sabe más sobre la fibromialgia que muchos médicos que ejercen en este país. Trabajó durante una hora en mi brazo derecho, y desde entonces no tengo ningún dolor, y no sólo en el derecho, tampoco me duele el brazo izquierdo, y eso sin fisioterapia.

Desde principios de octubre de 2001 empecé a interesarme por una segunda operación, pero el profesor Bauer se mantuvo firme. Primero había que esperar, y a mediados de octubre de 2001 sucedió casi un pequeño milagro: desaparecieron los dolores en ambas piernas. De repente, de un día para otro desapareció la sensación de tener clavos en las rodillas, como si alguien me estuviera rompiendo los músculos de las piernas uno por uno. Ahora puedo volver a bajar las escaleras caminando, y además de frente y no marcha atrás, como ya me había acostumbrado a hacerlo. Ahora también puedo levantarme espontáneamente estando sentada, echar a correr sin tener que agarrarme a ningún sitio para levantarme moviendo las rodillas con dificultad. Si hubiera sabido que ese estado de ausencia de dolor y movilidad duraría, hubiese señalado aquel día en el calendario con un rotulador rojo, pero pensé que esto sólo sería así ese día, y que el dolor volvería rápidamente.

Unos días más tarde volví a sacar mis viejas bambas de hacer *footing* y eché a correr. Comprobé que no me frenaban las piernas, sino mi condición física, ya que estaba totalmente desentrenada, lo que no era de extrañar, ya que durante tres años no había podido correr debido al dolor en las piernas.

Todavía esperaba que los dolores volviesen, pero no volvieron. En algún momento a mediados de noviembre lo asimilé, y fue entonces cuando me di cuenta hasta qué punto el dolor también había afectado a mi estado anímico, y lo feliz y alegre que volvía a sentirme después del tratamiento. Poco a poco, empecé a acostumbrarme a la idea de que los dolores no volverían.

Sin embargo, las alteraciones del sueño se han mantenido hasta hoy día, y por eso me dirigí al hospital de la Charité para intentar seguir una terapia. A principios de noviembre de 2001 me presenté a la exploración reumatológica. Al igual que sus colegas, primero la médico adjunto revisó los famosos 18 *tenderpoints* característicos de la fibromialgia, y el resultado para los reumatólogos fue desolador o sobrecogedor, según se mire. ¡De los 18 *tenderpoints,* sólo reaccioné en 3 o 4! Por esta razón, el ingreso en una clínica reumatológica, tipo hospital de día, no estaba justificado. El comentario que me hizo la médico adjunto, totalmente consternada, me pareció muy significativo, dado mi estado actual sin dolor. Me dijo: «¡Según los criterios vigentes, usted es la primera paciente de fibromialgia que debo considerar curada!»

Nueva esperanza a través de nuevos enfoques

Hacer una simple observación y sacar las conclusiones correctas son, evidentemente, cosas muy distintas. Ambas cosas las lograron los médicos Alexander Fleming y Wilhelm Conrad Röntgen. Uno descubrió la penicilina, que salvó muchísimas vidas, y el otro el significado de los rayos X. Por sus méritos, los dos fueron galardonados con el premio Nobel, pero ambos tuvieron que luchar contra prejuicios, dudas y enemistades antes de que sus descubrimientos revolucionarios fueran reconocidos.

En el presente libro les he presentado las informaciones que existen actualmente sobre la fibromialgia, familiarizándoles también con el nuevo método de intervención en los cuadrantes de dolor. Un método que fue desarrollado a partir de la observación de los diferentes fenómenos de la fibromialgia, de los conocimientos anatómicos y de la medicina tradicional china, y que a muchos pacientes de fibromialgia les ha ayudado eficazmente a liberarse de sus molestias.

Con ayuda de esta información usted, como afectado/a y como persona que sufre de dolor crónico, tiene la posibilidad de formarse su propia opinión y de tomar su decisión. Quizás usted también pueda tener una nueva esperanza a partir de esta hipótesis y de este nuevo método terapéutico, es decir, una perspectiva de una nueva vida sin fibromialgia.

La fibromialgia es una enfermedad que nos plantea muchos enigmas, y la ciencia médica tiene que escoger caminos excepcionales para resolverlos.

ANEXO

Estudio sobre las intervenciones quirúrgicas en los cuadrantes de dolor realizadas en 2003-2005

Número de operaciones: 652

Desde septiembre de 2003, todos los pacientes que han sido intervenidos en los cuadrantes de dolor debido al diagnóstico de fibromialgia son sometidos a control y observación en el marco de un segundo estudio prospectivo que concluirá en septiembre de 2008. La información básica para ese estudio se elabora con la ayuda de un cuestionario (edad, sexo, dominio del hemisferio cerebral, que indica la tendencia de la persona a ser diestra o zurda), así como con los datos procedentes de la anamnesis (cuántos meses/años pasaron antes de que el paciente se sometiera a la operación, diagnóstico de fibromialgia realizado externamente, diagnóstico con ayuda de la acupresión, otras terapias practicadas con anterioridad). Además, se incluye la información referente a los síntomas de los pacientes en los cuadrantes superiores o inferiores (dolor, molestias).

Todos estos datos permiten la valoración de las intervenciones quirúrgicas realizadas al cabo de 3, 6 y 12 meses. Además, el estudio permite evaluar también los subgrupos de dolor, tales como el dolor del síndrome de colon irritable. Ya están disponibles los datos de 652 pacientes operados desde el año 2003.

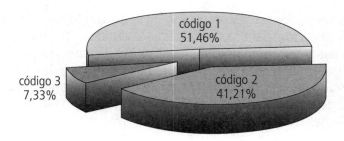

Control realizado al cabo de 12 meses (actualización: 1 de julio de 2006). Un año después de la intervención quirúrgica en los cuadrantes de dolor, 281 de los 546 pacientes evaluados (51,46 %) muestran total ausencia de dolores y molestias. Un total de 225 pacientes (41,21 %) experimentaron una mejoría de sus molestias. Por último, en 40 pacientes (7,33 %) no se observaron cambios de su estado de salud.

Resultados de los análisis histopatológicos y del estudio clínico de 101 pacientes que se sometieron a la intervención quirúrgica en los cuadrantes de dolor

Bauer, J.A. Publicación de un estudio recientemente finalizado sobre 101 pacientes de fibromialgia operados en los cuadrantes de dolor en marzo-junio de 2004: *Frontier Perspectives* 15 (2) 35-41, The Center for Frontier Sciences at Temple University, Filadefia, EUA (2007).

Datos de los pacientes

En 92 de los 101 pacientes de fibromialgia operados se extrajeron muestras de tejidos para su posterior análisis histopatológico, y se valoraron los resultados de la operación al cabo de 3, 6 y 12 meses después de realizarse. De estos pacientes, 82 eran mujeres y 10 hombres, de edades de 51 ± 10 años. Las mujeres tenían 52,6 ± 9,6 años, y los varones, 43,1 ± 11 años. En todos los casos se diagnosticó el síndrome de fibromialgia (en 73 casos a través de otros médicos), y en todos los pacientes se cumplieron en su totalidad los criterios de clasificación para la fibromialgia definidos en 1990 por el Colegio de Reumatólogos de Estados Unidos (American College of Rheumatology, ACR). El período medio de la enfermedad en estos pacientes era de 15,9 ± 10,2 años. Todos los pacientes sufrían dolores musculares, sueño no reparador, problemas de concentración y fatiga permanente.

[Para otras molestias se indicaron varias respuestas]

Cuadrante superior: dolores en la columna cervical y dorsal (92), dolor en brazos y hombros (79), dolor en la región occipital (80), migrañas (42), tinnitus [zumbido en los oídos] (57), dolor en la cara/dientes/maxilares (80), dolor irradiante en los dedos de las manos (83), falta de fuerza muscular en las manos (85), molestias cardíacas, pulmonares, problemas respiratorios (62), síntomas neurológicos [hormigueo, dolor punzante] (89), síndrome orofacial/trigémino (55) y otras molestias (3).

Cuadrante inferior: dolor en la región dorsal de la espalda/región sacra (86), en el coxis/caderas (66), molestias en las rodillas (75), piernas inquietas (42), dificultad para subir escaleras (75), síntomas neurológicos [hormigueo, síndrome Crampus, calambres musculares] (77), dolores inguinales (47), meteorismo [vientre hinchado], síndrome del colon irritable (75), vejiga irritada (66), elevado consumo de analgésicos (92) y otras molestias (1).

Anamnesis

En todos los pacientes se realizaron anamnesis exhaustivas y un detallado interrogatorio médico de 90 minutos de duración. Asimismo, todos los pacientes rellenaron un cuestionario personalizado y una lista de control de los síntomas. La exploración médica también incluyó la palpación de los 18 *tenderpoints* definidos por la ACR, así como la palpación de todos los puntos de acupuntura del cuerpo que pudieran ser potenciales *tenderpoints*. Para cada uno de los pacientes se elaboró una cartografía de los *tenderpoints* de su cuerpo.

Antes de ser incluidos en el presente estudio, todos los pacientes fueron sometidos a revisiones neurológicas y reumatológicas realizadas por otros facultativos.

Al realizarse la exploración médica, todos los pacientes cumplían en su totalidad los criterios de clasificación de la ACR del año 1990, al presentar un mínimo de 11 *tenderpoints* dolorosos.

Terapia

La totalidad de los 101 pacientes de este estudio se sometió a una intervención en los cuadrantes de dolor tal y como se describió anteriormente en el antebrazo derecho (53), en el antebrazo izquierdo (47) y en la cara interior del tobillo (2).

Durante las intervenciones quirúrgicas se eliminaron las obturaciones patológicas —que causaban la compresión de los paquetes vasculonerviosos, es decir, de las arterias, venas y nervios correspondientes— en los puntos de acupuntura del colon (puntos de acupuntura del colon col. 6,7, 8, 9, 10, 11) y del pulmón (pul. 5, 6), en los cuadrantes superiores, o los puntos de acupuntura del riñón (riñ. 3, 4, 5, 6, 7, 8, 9) y del bazo-páncreas (bp. 6) en los cuadrantes inferiores. Los tejidos extraídos se conservaron en una solución de formalina al 5 % para su posterior análisis histopatológico.

Resultados histológicos

Los análisis de las 101 muestras entregadas fueron realizados por el Instituto Patológico de la Clínica de

Munich-Norte (Schwabing) de la Facultad de Medicina de la Universidad de Munich.

Preguntas:

¿Existe una enfermedad acumulativa?

¿Se ha podido demostrar la existencia de microtraumas?

¿Se trata de alteraciones crónicas, locales, focalizadas y progresivas de los tejidos en cuestión?

Número de muestras examinadas:

Resumen de los resultados histológicos de los 101 pacientes analizados por el mencionado instituto, cuyo director es el Prof. Dr. Karl-Heinz Wurster. Los números se refieren al número de menciones, es decir, 542 de 101 muestras/pacientes.

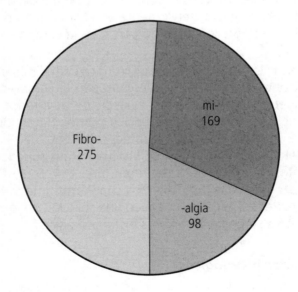

Representación gráfica de los resultados.

Resultados histológicos (Prof. Dr. Karl-Heinz Wurster)

Muestras examinadas

correspondientes a pacientes operados, *n* = 101.

Se examinó una muestra de cada paciente mediante la técnica histológica de coloración compuesta.

Las alteraciones descritas son menciones múltiples.

Preguntas

¿Existe una enfermedad acumulativa?

¿Se ha podido demostrar la existencia de microtraumas?

¿Se trata de alteraciones crónicas, locales, focalizadas y progresivas de los tejidos?

Resultados

El número de menciones es *n* = 101 muestras/pacientes.

	n
Tejido tendinoso hialinizado	101
Fibrosis reticular peritendinosa que afecta al perimisio	85
Degeneración mucoide del tejido muscular estriado	65
Necrosis individuales	24
Tejido conjuntivo rico en fibrillas	3
	278
Tejido muscular estriado	101
Lipomatosis	32
Fibrosis que afecta al tejido muscular	36
	169
Inclusiones de fibras nerviosas periféricas	
Degeneración mucoide perineural	49
Inflamación crónica peritendinosa focalizada	
Fibrosis peritendinosa en forma de manguito	22
Vascularización predominante y focalizada	14
Infiltración linfocitaria	13
	98
Mucopolisacáridos ácidos	3
Sustancias congofílicas (amiloides)	0

Microtraumas	
Depósitos de hemosiderina	2

Valoración breve

Las muestras presentadas reflejan el cuadro clínico degenerativo de una inflamación focalizada y local, en el que las estructuras anatómicas, como nervios, tendones y fibrillas musculares, se ven rodeadas en forma de manguito. Con ello se confirma la inflamación perineural. Se descartan las enfermedades acumulativas o los microtraumas.

Resultados histológicos.

El «empeoramiento inicial»

Los pacientes no deben preocuparse por un posible empeoramiento inicial durante el postoperatorio. En los primeros meses después de la intervención quirúrgica, puede ser que aumenten el dolor y las molestias, y algunos pacientes describieron este proceso «como si en todo el cuerpo se produjese una revolución».

Conocemos este fenómeno en la homeopatía, cuando, por ejemplo, después de la toma de los glóbulos recetados se produce un empeoramiento inicial de los síntomas de la enfermedad. Este fenómeno incluso es deseable, ya que confirma que la terapia aplicada es la correcta. De forma análoga, durante el postoperatorio de una intervención en los cuadrantes de dolor puede producirse un «empeoramiento inicial» de los síntomas del síndrome de fibromialgia (SFM), que puede durar semanas, y en algunos casos incluso meses. Durante este período, el paciente debería tomar su medicación habitual, incluso aumentar las dosis, y recurrir siempre que sea necesario a analgésicos fuertes. En el peor de los casos, se debería considerar una revisión postoperatoria adelantada, es decir, al cabo de 3 meses (en vez de los 6 a 9 meses habituales). Quedan terminantemente prohibidas tanto la fisioterapia que suponga cualquier tipo de esfuerzo para el paciente como cualquier medida terapéutica que pueda causar dolor.

No debemos perder de vista que los dolores crónicos, originalmente causados en la periferia del cuerpo provocan dolor en el tálamo y en la protuberancia y el bulbo raquídeo, y por ello la memoria del dolor necesita semanas y a veces meses para que los dolores vayan desapareciendo. A modo de ilustración de ese proceso, sirva el siguiente ejemplo: un reloj mecánico de baja calidad, en el momento en que la cuerda se afloja, se atrasa cada vez más, hasta que al final se para del todo. Lo mismo ocurre con el dolor crónico.

Además, se debe tener en cuenta que los nervios pueden necesitar de 4 a 40 meses para recuperarse de una operación de descompresión. Lamentablemente, estos conocimientos generales de neurocirugía no están tan divulgados como sería deseable. Por ello le recomendamos que, en caso de que usted se encuentre en una de las situaciones descritas anteriormente, se ponga en contacto con su cirujano.

GLOSARIO

A

ÁCIDO ACETILSALICÍLICO (AAS). Analgésico cuya sustancia reactiva real es el salicilato. El AAS alivia el dolor, baja la fiebre (antipirético) y tiene un efecto antiinflamatorio (antiflogístico). Además, licua la sangre.

ÁCIDO DOCOSAHEXANOICO (DHA). Aminoácido esencial para el organismo.

ÁCIDO EICOSAPENTANOICO (EPA). Ácido graso esencial para el organismo.

ÁCIDOS GRASOS OMEGA 3. Ácidos grasos esenciales.

ACR. Sigla del AMERICAN COLLEGE OF RHEUMATOLOGY (Colegio Americano de Reumatología).

ACUPRESIÓN. Procedimiento médico similar a la acupuntura en el que el terapeuta, mediante movimientos circulares de las puntas de los dedos en determinados puntos del cuerpo, puede incidir favorablemente sobre diferentes dolores o molestias.

ACUPUNTURA. Método terapéutico que proviene de la medicina tradicional china y que se practica mediante la colocación de agujas. La acupuntura influye favorablemente en las enfermedades orgánicas y elimina el dolor (anestesia). Con la ayuda de agujas fabricadas de metales nobles se realizan punciones en diferentes puntos de la piel.

ADP. Sigla de ADENOSINDIFOSFATO. Se trata de un nucleósido compuesto de adenina, ribosa y la unión de dos ésteres fosfóricos. El ADP incorpora el fósforo reversiblemente y se convierte en ATP (adenosintrifosfato). Junto con el ATP, el ADP es una sustancia clave en la transformación biológica de la energía.

AMINOÁCIDOS. Compuestos orgánicos formados por carbono, hidrógeno, nitrógeno y, a veces, átomos de fósforo. Los aminoácidos son los elementos básicos más importantes de las proteínas.

AMP. Sigla de ADENOSINMONOFOSFATO. Se trata de una sustancia clave en la transformación biológica de la energía.

ANA. Sigla de anticuerpos antinucleares.

ANALGÉSICOS. Sustancias que alivian el dolor. Los analgésicos más fuertes son la morfina y sus derivados (opiáceos).

ANÁLISIS DE ORINA. Medición de las sustancias que se eliminan con la orina, como, por ejemplo, glucosa o proteínas.

ANAMNESIS. Interrogatorio médico del paciente en el que se le pregunta sobre todo por el inicio y el desarrollo de las molestias agudas, así como por el historial previo de la enfermedad (por ejemplo, los antecedentes familiares).

ANATOMÍA. Ciencia de la estructura y la composición del cuerpo humano, de sus tejidos y órganos. La anatomía, basada en la disección de los cadáveres con fines científicos, es una asignatura básica de la carrera de Medicina.

ANTICUERPOS. Proteínas que el cuerpo produce como reacción frente al contacto con los antígenos. Los anticuerpos, localizados en la sangre, reaccionan contra los cuerpos extraños (por ejemplo, bacterias o virus) y los neutralizan.

ANTIDEPRESIVOS. Los antidepresivos son fármacos que combaten la depresión.

ANTÍGENO. Un antígeno es una proteína extraña para el organismo, cuya presencia provoca, como reacción de defensa, la formación de anticuerpos. Los anticuerpos eliminan las sustancias extrañas.

APONEUROSIS. Membranas que constituyen la piel de los músculos, es decir, la capa que envuelve los músculos.

APONEUROSIS PLANTAR. Aponeurosis de la planta del pie.

ARTERIA TIBIAL POSTERIOR. Arteria que discurre por detrás de la tibia.

ARTRALGIA. Dolor de las articulaciones, la mayoría de las veces causado por enfermedades reumáticas.

ARTRITIS REUMATOIDE. La artritis reumatoide primaria, o poliartritis progresiva crónica, es una enfermedad inflamatoria crónica del tejido conjuntivo y muscular. Frecuentemente se presenta en forma de brotes, sobre todo en la membrana sinovial de las articulaciones y en las estructuras próximas a las mismas (por ejemplo, en las bolsas sinoviales).

ARTRITIS. Inflamación de las articulaciones.

ARTROSIS. Enfermedad de las articulaciones que no se debe a una inflamación aguda, sino a una deformación degenerativa o al desgaste de la articulación en cuestión.

ASTENIA. Estado de debilidad general, tanto física como psíquica.

ATP. Sigla de ADENOSINTRIFOSFATO, ácido adenosintrifosfórico. La molécula ATP, rica en energía, es la portadora energética universal del organismo humano. Los músculos consumen ATP para poder contraerse, y las neuronas consumen ATP para transmitir señales nerviosas. La energía del ATP se libera si en el interior de la célula se disgrega uno de los tres grupos de fosfatos, y queda el adenosindifosfato (ADP).

AUTOANTICUERPOS. Células de defensa dirigidas contra las proteínas del propio organismo.

AUTOSÓMICO. Perteneciente o relativo a un autosoma. Este concepto se opone a gonosómico, que significa que pertenece a un cromosoma sexual.

B

BECHTEREW (ENFERMEDAD DE). Espondilitis anquilopoyética, enfermedad inflamatoria crónica de la columna vertebral.

Puede provocar una curvatura del cuerpo hacia delante, debido a la rigidez de la columna vertebral característica de esta enfermedad.

BENZODIAZEPINA. Sustancia que actúa sobre el sistema nervioso central y tiene efectos tranquilizantes. Las benzodiazepinas tienen, además, efectos relajantes y ansiolíticos, son relajantes musculares y resultan efectivas contra los espasmos musculares.

BIOFEEDBACK. Procedimiento para medir objetivamente las variaciones fisiológicas durante los ejercicios de relajación y transmitirlas al paciente de manera que éste pueda percibirlas conscientemente.

BORRELIOSIS. Enfermedad causada por la infección de bacterias del género *Borrelia.*

BORRELIOSIS DE LYME, o ENFERMEDAD DE LYME. Enfermedad infecciosa que lleva el nombre de la ciudad norteamericana de Lyme. Es causada por el agente bacteriano *Borrelia burgdorferi,* que se transmite a través de la picadura de la garrapata.

BP. Abreviatura del meridiano bazo-páncreas.

BURSITIS. Inflamación de las bolsas sinoviales. Puede ser serosa, fibrinosa, purulenta o incluso producir necrosis.

C

CANALES DE SODIO. Estructuras localizadas en las paredes celulares que tienen una gran importancia para el metabolismo celular.

CFS. Abreviatura inglesa del síndrome de fatiga crónica (SFC).

CISTITIS. Cistitis aguda catarral. Inflamación de la vejiga de la orina. Inflamación de la mucosa de la vejiga.

CITOMEGALIA. Infección provocada por el citomegalovirus (CMV), perteneciente a la familia herpesvirus. La citomegalia es una enfermedad vírica muy frecuente que en las personas sanas no tiene consecuencias y que los afectados no suelen notar. En cambio, la enfermedad puede ser muy peligrosa para el feto y las personas con un sistema inmunológico debilitado.

CLAMIDIA. Bacteria del género *Chlamydia*. Se trata de microorganismos que viven dentro de las células y pueden provocar enfermedades infecciosas. Hay tres tipos de clamidias que pueden ser relevantes para los seres humanos:

Chlamydia pneumoniae. Causa infecciones crónicas de las vías respiratorias, y posiblemente interviene también en el desarrollo de algunas enfermedades coronarias.

Chlamydia psittaci. Es el agente que en los humanos provoca la psitacosis u ornitosis.

Chlamydia trachomatis. Causante del tracoma y de frecuentes infecciones de transmisión sexual en las vías urinarias descendentes y en los órganos sexuales femeninos y masculinos.

COL. Abreviatura del meridiano del colon.

COLAGENOSIS. Enfermedad del tejido conjuntivo perteneciente al grupo de enfermedades autoinmunes, en las que el sistema inmunológico actúa contra las propias proteínas fibrilares. En la mayoría de los casos se trata de enfermedades reumáticas inflamatorias.

CORTISONA. Hormona suprarrenal que, entre otros efectos, tiene propiedades antiinflamatorias. Esta característica hace que la cortisona sea un medicamento utilizado contra el reuma y las inflamaciones articulares.

CREATININA. Producto final del metabolismo muscular que se forma a partir del fosfato de creatinina, una sustancia de aporte energético. A continuación, la creatinina pasa a la sangre y se elimina a través de los riñones y la orina. El nivel de creatinina en sangre es un buen criterio para valorar la capacidad de filtración de los riñones (*clearance* o depuración de creatinina).

CROMOSOMA. Hélice nuclear del ácido desoxirribonucleico (ADN) y, al mismo tiempo, elemento fusiforme de cada núcleo celular. Un cromosoma contiene genes y, por lo tanto, es portador de los factores hereditarios. Cada especie tiene un número de cromosomas específico, que en el caso del hombre son 46. En los humanos, dos de los 46 cromosomas determinan el sexo de la persona. La mujer posee dos cromosomas X y el hombre un cromosoma X y un cromosoma Y.

CROMOSOMA X. Cromosoma sexual. La mujer tiene dos cromosomas X.

CROMOSOMA Y. Cromosoma sexual portador de los factores hereditarios masculinos. El hombre tiene un cromosoma X y un cromosoma Y.

D

DEPRESIÓN. Síndrome caracterizado por una tristeza profunda y por la inhibición de las funciones psíquicas, a veces con trastornos neurovegetativos (RAE). Es una enfermedad frecuente que provoca que los afectados presenten un desánimo muy acusado. Se distingue entre depresiones endógenas (psicosis afectiva, enfermedad maníaco-depresiva), depresiones psicógenas (depresiones neuróticas, depresiones por agotamiento), depresiones somatógenas (tumores cerebrales, alteraciones de la tiroides) y formas específicas (distimia, depresión puerperal, depresión gravídica, depresión larvada).

E

EEG. Abreviatura de electroencefalograma.

ELECTROENCEFALOGRAFÍA. Método de exploración neurológica mediante el cual se miden las variaciones de potencial eléctrico en la corteza cerebral, generadas por la actividad bioeléctrica de las neuronas de todo el cerebro. La curva resultante se denomina electroencefalograma.

ENDORFINAS. Sustancias analgésicas producidas por el propio cuerpo, que se segregan en el cerebro y cuyo efecto es similar al de los opiáceos (morfina).

ENZIMAS. Proteínas que actúan como catalizadores en los procesos bioquímicos del metabolismo, y que pueden facilitar o acelerar dichos procesos. Hay enzimas de tipo vegetal y animal (hidrolasas), y desde hace 25 años también se utilizan en los tratamientos médicos.

EPICÓNDILO. Eminencia articular en el brazo, donde se localizan los orígenes en el propio hueso de los músculos flexores y extensores de la mano y de los dedos.

EPILEPSIA. Enfermedad que se caracteriza por ataques, espasmos y caídas de las personas que la padecen. Se trata de una enfermedad neurológica caracterizada por ataques y espasmos cerebrales (ataques epilépticos). La epilepsia afecta aproximadamente al 0,8 % de la población total.

ESCLERODERMIA. Enfermedad del tejido conjuntivo de causa desconocida, supuestamente autoinmune, que puede producir endurecimientos (proceso esclerosante). Puede dañar la piel, los vasos y los órganos internos. La esclerodermia afecta sobre todo a mujeres de mediana edad.

ESCLEROSIS MÚLTIPLE (EM). Encefalomielitis diseminada (ED). Enfermedad inflamatoria crónica del sistema nervioso central (SNC), acompañada de pérdida focal de las vainas de mielina. La esclerosis múltiple se manifiesta preferentemente entre los 20 y los 40 años, y afecta con mayor frecuencia a las mujeres que a los hombres. Las causas de esta enfermedad no están del todo claras, pero es probable que en ella intervengan procesos autoinmunes.

ESPONDILITIS ANQUILOSANTE o **ANQUILOPOYÉTICA.** También llamada enfermedad de Bechterew. Provoca rigidez y curvatura progresiva de la columna vertebral hacia delante. Se ignoran las causas de esta patología, provocada por la inflamación de las articulaciones vertebrales que se encuentran al nivel de los huesos ilíaco y sacro.

EXUDACIÓN. Separación de un líquido celular a través de las paredes vasculares (exudado).

F

FALLO DE UNA VÁLVULA CARDIACA. Enfermedad aguda o crónica de una válvula cardiaca, que puede ser adquirida o congénita. Provoca una alteración de la función de la válvula cardiaca afectada en forma de estenosis o debilidad (insuficiencia), o una combinación de ambas patologías. La causa más frecuente de las enfermedades cardiacas es la carditis reumática, consecuencia de la fiebre reumática. La mayoría de las veces está afectada, de forma aislada, la válvula mitral. Las alteraciones reumáticas producen una estenosis o insuficiencia de la válvula aórtica. En un 50 % aproximadamente de los casos están afectadas tanto la válvula de la aorta como la válvula mitral.

FASCIAS. Finos y extensos envoltorios de tejido conjuntivo que envuelven los músculos y sus terminaciones tendinosas.

FASE NO-REM. Fase del sueño en la que no se producen las contracciones rápidas de los párpados que son características de la fase REM.

235

FIBROMIALGIA o **SÍNDROME DE FIBROMIALGIA.** El síndrome de fibromialgia (SFM) es una combinación de molestias (complejo de síntomas) cuyo síntoma principal es el dolor muscular generalizado, así como numerosas alteraciones funcionales, vegetativas y psíquicas.

FIBROSITIS. En la mayoría de los casos se trata de una enfermedad inflamatoria y reumática del tejido conjuntivo, adiposo, muscular y nervioso.

FITOSTEROL. Esterina vegetal (como, por ejemplo, la micosterina, la ergosterina, la estigmasterina y las saponinas). Los fitosteroles se encuentran sobre todo en las semillas y los aceites vegetales, y contribuyen a reducir el nivel de colesterol en sangre, debido a que en el intestino se absorbe menos colesterol procedente de los alimentos.

FLAVONOIDES. Colorantes botánicos muy extendidos que pueden influir en la permeabilidad de los vasos sanguíneos más minúsculos. Se conocen aproximadamente 2.000 flavonoides (hesperidina, quercetina, rutina, troxerutina), que se utilizan, por ejemplo, en el tratamiento de las venas cuando se trata de los betahidroxietil-rutósidos.

FLEXORES. Músculos flexores, como, por ejemplo, el músculo flexor palmar largo.

FOSFOLÍPIDOS. Subgrupo de lípidos que, como componentes de las membranas celulares, tienen gran importancia fisiológica. Los lípidos se encuentran frecuentemente en el tejido nervioso.

G

GEN. Unidad básica del mecanismo hereditario biológico. Los genes son piezas de ADN y controlan la formación de las proteínas.

GLÁNDULAS SUPRARRENALES. Las dos glándulas localizadas en el polo superior de los respectivos riñones, que producen las hormonas suprarrenales. Se distingue la médula de la glándula suprarrenal y la corteza de la glándula suprarrenal. La sustancia central de la médula produce la adrenalina, y la corteza, la cortisona.

GLUTAMATO. Sal del aminoácido ácido glutámico. Es un transmisor importante del sistema nervioso central (neurotransmisor), y el precursor de la sustancia transmisora e inhibidora del ácido gamma-aminobutírico (GABA). El glutamato participa en la transmisión de estímulos (por ejemplo, estímulos dolorosos). También se utiliza en la industria alimentaria para aumentar el sabor de los alimentos.

GPT. Abreviatura de la transaminasa glutámico-pirúvica. Enzima monolocular en el citoplasma de las células de los tejidos. La GTP constituye un parámetro de laboratorio para medir la función hepática.

H

HC. Abreviatura de la hormona del crecimiento.

HEPATITIS, ICTERICIA. En la mayoría de los casos, se trata de una inflamación vírica del hígado. Los diferentes agentes que provocan la hepatitis suelen ser muy diferentes y se denominan con las letras A a G.

HERPES. Fenómeno inflamatorio de la piel y las mucosas caracterizado por la formación de pequeñas ampollas llenas de líquido. El agente que provoca esta enfermedad es el virus varicela zóster *(Herpesvirus varicellae)*, que en muchas personas existe en fase latente.

HIG. Abreviatura del meridiano del hígado.

HIPÉRICO *(Hypericum perforatum)*. También llamado planta de San Juan, es un remedio de origen vegetal que se utiliza para el tratamiento de la depresión y la distimia.

HIPNOSIS. Estado de trance similar al sueño provocado por la sugestión, en el que se puede dar determinadas órdenes a la persona hipnotizada. Las órdenes sólo se pueden ejecutar después de la hipnosis.

HIPOCONDRÍA. Angustia obsesiva que induce a creer que sensaciones corporales sin importancia pueden ser el inicio de una enfermedad grave.

HIPÓFISIS. Órgano endocrino localizado en la base del cerebro, en un hueco de la base ósea del cráneo (silla turca del esfenoides), que está conectado a través de un pedículo con el diencéfalo. Consiste en un lóbulo frontal, medio y posterior. La hipófisis es un órgano de control superior de muchas funciones corporales (como por ejemplo, la secreción de la hormona del crecimiento y su incidencia en la producción de las hormonas sexuales).

HIPOTÁLAMO. Parte inferior del diencéfalo, que está en estrecho contacto con la hipófisis. El hipotálamo controla numerosas funciones corporales de suma importancia, como, por ejemplo, la temperatura del cuerpo, la hidratación del organismo, el nivel hormonal, el ciclo de vigilia y sueño y la circulación sanguínea.

HIPOTIROIDISMO. Función deficiente de la glándula tiroides que provoca una menor secreción de las hormonas tiroideas. La causa del hipotiroidismo puede ser la falta o el déficit de tejido de la glándula tiroides desde el nacimiento. A mayor edad de las personas afectadas, el hipotiroidismo también puede ser debido a un déficit de yodo.

HIV. Sigla inglesa del VIH, virus de inmunodeficiencia humana.

HORMONA DEL CRECIMIENTO (GH, STH, somatotropina). Hormona que controla el desarrollo de los huesos y la producción de proteínas, sustancias básicas del organismo humano. La hormona del crecimiento se genera en el lóbulo anterior de la hipófisis.

HORMONAS SEXUALES. Hormonas de las glándulas genitales. Las hormonas sexuales masculinas se producen sobre todo en los testículos, y las femeninas, en los ovarios. Las hormonas sexuales femeninas más importantes son los estrógenos y los gestágenos. La hormona sexual masculina más importante es la testosterona.

HORMONAS. Sustancias transmisoras segregadas por las diferentes glándulas del cuerpo humano. Las hormonas van a parar a la sangre, y así llegan a sus receptores en los órganos, donde controlan los procesos metabólicos.

IGF-1. Factor de crecimiento similar a la insulina.

INCONTINENCIA URINARIA. Necesidad incontenible de orinar que produce necesariamente la micción.

INHIBIDORES DE LA RECAPTACIÓN DE SEROTONINA (SSRI). Antidepresivos.

INHIBIDORES 2 COX. Nueva generación de sustancias reactivas antiinflamatorias no esteroideas (NSAID), que son mejor toleradas por el estómago.

INHIBIDORES DE LA MAO. Inhibidores de la monoaminoxidasa, sustancia que desintegra el fermento de la adrenalina y sus uniones correspondientes, inutilizándolas. Las sustancias reactivas correspondientes pueden utilizarse para el tratamiento de la depresión.

INMUNOGLOBULINA, GAMMAGLOBULINA. Anticuerpos de defensa específica del propio organismo. Es decir, proteínas en el plasma que, debido a su baja velocidad de desplazamiento en la electroforesis de las proteínas, antes se habían agrupado en una fracción uniforme de las gammaglobulinas. Debido a su estructura, actualmente las inmunoglobulinas se clasifican en diferentes grupos, y se les asigna una letra para identificarlas (IGA, IgD, IgE, IgG e IgM).

INMUNOLOGÍA. Especialidad médica relacionada con la inmunidad del organismo humano y las reacciones específicas de reconocimiento y rechazo de los diferentes agentes patógenos.

IONTOFORESIS. Corriente eléctrica estimulante que constituye un método terapéutico en el que se utiliza corriente continua para introducir los fármacos en la piel de forma reforzada. Los fármacos en cuestión deben ser solubles en agua e ionizados.

K

KAVA-KAVA (*Piper methysticum*). Planta de la familia de las piperáceas, en forma de matas con tallo de varios metros de altura, cuyas hojas son anchas y de forma ovalada. Las raíces y el tronco contienen *kavalactones*, que tienen efectos relajantes sobre la musculatura, tranquilizan y mejoran el ánimo de los pacientes debido a su efecto en el sistema nervioso central. Se utiliza en casos de inestabilidad psíquica, falta de motivación, bajo rendimiento y problemas de concentración, así como para mejorar el sueño.

KUNG-FU. Deporte de lucha de origen asiático.

L

L-CARNITINA. Sustancia que tiene una estructura similar a la de la vitamina B. En el organismo se producen dos tipos de carnitina, la L-carnitina y la D-carnitina. La L-carnitina y la acetil-L-carnitina son las formas biológicamente activas. La L-carnitina biológicamente activa también puede ingerirse a través de los alimentos de origen animal, de manera que actúa como un complemento nutricional importante. La principal función de la L-carnitina es el transporte de los ácidos grasos a los músculos. Los ácidos grasos son el combustible para la actividad muscular. Sobre todo, el músculo cardiaco se beneficia de la L-carnitina. Por ello, un déficit de L-carnitina provoca un déficit de los ácidos grasos que se traduce en debilidad corporal, bajo rendimiento y cansancio rápido.

LINFOCITOS B. Células de defensa específicas que pertenecen al sistema inmunológico.

LÍQUIDO ENCEFALORRAQUÍDEO. Líquido que rodea el cerebro y la médula espinal. Se forma a partir de los plexos coroideos, circula por los espacios anatómicos previstos para este líquido y se reabsorbe sobre todo a través de los gránulos de Paccioni. El líquido encefalorraquídeo es claro, incoloro, pobre en proteínas, casi no contiene células y su función consiste en la protección del sistema nervioso central. Previene posibles deformaciones mecánicas o la compensación de presiones producidas con demasiada rapidez en el propio sistema líquido.

LUPUS ERITEMATOSO SISTÉMICO. Enfermedad autoinmune inflamatoria de la piel y el tejido conjuntivo vascular que muchas veces es grave y puede afectar a todos los órganos. Esta enfermedad afecta casi exclusivamente a las mujeres, y suele alcanzar su máxima frecuencia entre los 20 y los 30 años. La forma crónica de esta enfermedad empieza a presentarse en forma de manchas rojizas del tamaño de una moneda, bien definidas, que pueden presentar una ligera infiltración y que se presentan preferentemente en zonas descubiertas de la piel, sobre todo en el dorso de la nariz, las mejillas, la frente y las manos. Con mucha frecuencia, estas manchas también se forman en la cara, se extienden en forma de mariposa y presentan además una exfoliación progresiva. Una forma frecuente y crónica que sólo afecta a la piel es el LUPUS ERITEMATOSO CRÓNICO. Se trata de una enfermedad poco frecuente, que va acompañada de complicaciones en los órganos internos.

M

MANÍA. Alteración psíquica que se caracteriza por un ánimo elevado, aumento de motivación, alteraciones en el razonamiento y sobreestimación de la propia persona. Las manías se pueden presentar en forma de cambios irregulares con fases depresivas, en el caso de una alteración bipolar (enfermedad maníaco-depresiva), o, con menor frecuencia, como episodios aislados. En casos de esquizofrenia, o después del consumo de drogas (por ejemplo, cocaína), se pueden presentar síntomas similares a los de las manías.

MARCADOR TUMORAL. Sustancias, mayoritariamente antígenos, contra determinadas células tumorales que en ciertos tumores se pueden comprobar en sangre, ya que su presencia es mayor.

METIONINA. Aminoácido que contiene fósforo y tiene importancia como transmisor del metilo en el metabolismo celular.

MIGRAÑA. Dolor de cabeza en forma de ataque virulento que se presenta mayoritariamente de manera unilateral, palpitante, y cuyas causas son desconocidas. Con frecuencia, las migrañas van acompañadas de malestar o hipersensibilidad frente a los ruidos o la luz solar. Los ataques de migraña se presentan a menudo después de un estado de tensión o durante una fase de relajación.

MIOCLONÍA. Espasmo muscular. Espasmo vibrante con contracciones breves en forma de ataque, que generalmente se presenta cuando existe una enfermedad del sistema nervioso central.

MIOGELOSIS. Tensión y rigidez muscular en forma de nódulos dolorosos en la musculatura. Se produce, por ejemplo, en las enfermedades musculares reumáticas.

MITOCONDRIAS. Gránulos de forma oval localizados en el plasma. A menudo pueden ser también baciliformes o filiformes, y se presentan agrupados. Representan la planta energética de la célula.

MORFOLOGÍA. Ciencia de la forma externa y de la estructura interna del organismo.

MSM. Sigla de METILSULFONILMETANO. Es una molécula de transporte para el fósforo elemental, y una fuente bien aprovechada por las sustancias fosfóricas esenciales necesarias para la síntesis de aminoácidos como la metionina y la cistina, así como para las proteínas del suero sanguíneo. Muchas hormonas peptídicas, como por ejemplo la insulina, numerosas proteínas y enzimas, necesitan igualmente el fósforo para funcionar correctamente. Las proteínas son necesarias sobre todo para el metabolismo celular y la síntesis de los tejidos. Por ejemplo, sin los monómeros de MSM, el organismo sería incapaz de producir en ninguna parte del cuerpo tejidos blandos, ni tampoco tejido conjuntivo, adiposo, etc., sano y capaz de cumplir sus funciones.

MÚSCULO SUPINADOR. Músculo situado en el antebrazo, en el hueso radio.

N

NERVIO RADIAL. Nervio motor sensitivo del brazo y del antebrazo.

NERVIO TIBIAL. Nervio motor sensitivo de la pantorrilla.

NEURASTENIA. Denominación histórica para el agotamiento nervioso.

NEUROHORMONAS. Hormonas producidas en el diencéfalo y que se almacenan en el lóbulo posterior de la hipófisis. Estas hormonas se liberan según las necesidades del organismo a través de sustancias hormonales que intervienen en la transmisión de la estimulación nerviosa (neurotransmisores).

NEURONA. Célula nerviosa con todas sus terminaciones. La unidad total de la neurona forma la unidad funcional relevante del sistema nervioso.

NEUROPLASTICIDAD. Capacidad de «aprendizaje» del sistema nervioso que tiene una gran importancia en la formación del dolor crónico.

NEUROTRANSMISOR. Sustancia química necesaria para la transmisión de un impulso de una neurona a otra.

NORADRENALINA, NOREPINEFRINA. Sustancia transmisora del sistema nervioso simpático que se encuentra en los ganglios y nervios de este sistema, en la médula de las glándulas suprarrenales y en los centros vegetativos del tronco del encéfalo, sobre todo en el hipotálamo. El efecto principal de la noradrenalina es la constricción arterial, combinada con el aumento de la presión sistólica y diastólica, mientras que la frecuencia cardiaca y el volumen minuto cardíaco no aumentan, contrariamente al efecto de la adrenalina. El efecto relajante sobre la musculatura lisa de los bronquios y los intestinos, así como el efecto de contracción muscular en algunos órganos, son menores que en el caso de la adrenalina.

NSAID. Sustancias reactivas no esteroideas (*non-steroidal antiinflamatory drugs*). Es decir, analgésicos con propiedades antiinflamatorias.

NSAR. Sustancias antirreumáticas no esteroideas. Es decir, analgésicos con propiedades antiinflamatorias.

O

OPIÁCEOS. Fármacos semisintéticos o sintéticos de efectos similares a los de la morfina.

OSTEOPOROSIS. Enfermedad metabólica de los huesos cuya causa sigue siendo desconocida. Esta enfermedad, que afecta a todo el esqueleto, hace que disminuya la masa ósea. Por tanto, perjudica la calidad microestructural del tejido óseo y aumenta a su vez la fragilidad de los huesos, lo que da lugar a una mayor propensión a las fracturas.

Osteoporosis inactiva. Reducción de la masa ósea sin que el afectado la detecte.

Osteoporosis posmenopáusica (tipo I). Afecta a las mujeres después de la menopausia, entre los 50 y los 70 años.

Osteoporosis primaria. La causa de la osteoporosis no se conoce (idiopática), o bien puede ser resultado de la combinación de múltiples factores (multifactorial).

Osteoporosis senil (tipo II). Enfermedad también denominada osteoporosis de la vejez, que se presenta en ambos sexos a partir de los 70 años.

P

PALPACIÓN. Exploración manual de órganos (por ejemplo, del hígado, el riñón u otras vísceras).

PE. Abreviatura del meridiano del pericardio.

PENETRANCIA GENÉTICA. Frecuencia con que se manifiesta un determinado gen y se traduce en un porcentaje de las características del portador correspondiente. También puede ser la frecuencia con que se manifiesta una enfermedad infecciosa.

PERONÉ. Hueso lateral menor de la pantorrilla, que consiste en un tronco esbelto y unas terminaciones compactas.

PLACEBO. Sustancia inactiva que por su aspecto externo y su sabor se parece a un determinado medicamento. Se utiliza en los ensayos para determinar si un fármaco tiene efecto frente al placebo o no.

PLAQUETAS O TROMBOCITOS. Partículas del protoplasma que tienen un diámetro de aproximadamente 3,5 micras y provienen de células mayores de la médula ósea (megacariocitos). En cada milímetro cúbico de sangre se encuentran de 200.000 a 500.000 plaquetas.

POLIMIALGIA REUMÁTICA. Enfermedad dolorosa de la musculatura del hombro y del brazo, así como también de la cintura de la pelvis y del muslo, que afecta preferentemente a mujeres de edad avanzada, y cuya causa es una enfermedad vascular sistémica.

PRONACIÓN. Rotación interna de un miembro del cuerpo. Movimiento de los miembros hacia dentro, alrededor de su eje longitudinal.

PROSTAGLANDINAS. Sustancias similares a las hormonas que al mismo tiempo son transmisores (mediadores) del propio organismo. Se encuentran en el semen, los pulmones, la sangre de la menstruación, el timo, el páncreas y el riñón, y provoca efectos diversos en el organismo (por ejemplo, subidas y bajadas de la presión arterial).

PROTEÍNA C REACTIVA (CRP). Parámetro de laboratorio para los estados de inflamación.

PUL. Abreviatura del meridiano del pulmón.

PUNTOS PLACEBO. Puntos de control no dolorosos a la presión, contrariamente a lo que sucede con los *tenderpoints*. Los puntos placebo están situados en la frente, en la parte distal del antebrazo y lateralmente en la cabeza del peroné.

Q

QI-GONG. Gimnasia curativa basada en la meditación que forma parte de la medicina tradicional china (Qi = aliento, flujo, energía; Gong = ejercicio o capacidad). El Qi-Gong se puede practicar tumbado, sentado o de pie, así como alternando reposo y movimiento. El Qi-Gong entrena la concentración, el movimiento y la respiración, elimina bloqueos internos, activa los poderes de autocuración y fortalece la psique.

R

RECEPTORES. Puntos de conexión para los transmisores del propio organismo (por ejemplo, las hormonas), a través de los cuales el organismo puede controlar diferentes funciones orgánicas. Existen numerosos tipos de receptores que a su vez reaccionan frente a sustancias muy específicas.

RELAJACIÓN. Relax.

RELAJANTES MUSCULARES. Fármacos para conseguir la relajación muscular.

REM (*rapid eye movements,* movimientos oculares rápidos). Movimientos rápidos de los párpados acompañados de contracciones durante la fase del sueño profundo.

RESTLESS LEGS (síndrome). Forma inglesa del SÍNDROME DE PIER-NAS INQUIETAS.

RIÑ. Abreviatura del meridiano del riñón.

S

SEDANTE. Tranquilizante. Las benzodiazepinas son sustancias que se utilizan frecuentemente como sedantes.

SEROLOGÍA DEL REUMA. Prueba específica para identificar determinadas enfermedades reumáticas a través de la sangre.

SEROTONINA. Neurotransmisor y neurohormona que se encuentra en los trombocitos, las neuronas cerebrales y las células de la mucosa intestinal. La serotonina es una hormona tisular efectiva en la estimulación del peristaltismo y de la vasodilatación o vasoconstricción (en función de la dosis). También aumenta el tono muscular. Para tratar la depresión, se recurre al aumento de liberación de serotonina mediante alcaloides de Rauwolfia, y se bloquea la reducción de serotonina por inhibidores de la MAO.

SFC. Abreviatura de síndrome de fatiga crónica.

SFM. Abreviatura de síndrome de fibromialgia.

SINAPSIS. Lugar en que entran en contacto dos neuronas.

SINAPSIS AXOAXÓNICA. Punto de contacto entre dos axones.

SINAPSIS AXODENDRÍTICA. Punto de contacto entre axón y dendrita.

SINAPSIS AXOSOMÁTICA. Punto de contacto entre axón y cuerpo celular.

SÍNDROME. Se entiende por síndrome un estado patológico cuya causa se desconoce o que carece de denominación. Se trata de un grupo de síntomas patológicos que se presentan de forma característica en un determinado cuadro clínico.

SÍNDROME DE FATIGA CRÓNICA (SFC). Tipo de fatiga y agotamiento sin causa aparente.

SÍNDROME DE CISTITIS INTERSTICIAL. Síndrome provocado probablemente por una inflamación de la vejiga cuyas causas se desconocen.

SÍNDROME DE MIALGIA EOSINOFÍLICA. Aumento del número de elementos eosinófilos en la sangre. Se observa sobre todo en las enfermedades parasitarias y alérgicas, pero también en la enfermedad de Hodgkin, en el déficit de hormonas suprarrenales y en las enfermedades de la médula ósea (síndrome mieloproliferativo).

SÍNDROME DE PIERNAS INQUIETAS (*restless legs*). Síndrome caracterizado por molestias simétricas (parestesias) específicas que se localizan en la profundidad del tejido conjuntivo o de los huesos de las pantorrillas. Resulta sintomática y característica la necesidad irresistible de mover las extremidades afectadas. El síndrome de piernas inquietas con frecuencia produce insomnio prolongado, debido a que las molestias se producen con mayor frecuencia por la noche o después de acostarse, y que pueden durar horas y horas, con breves interrupciones. En la mayoría de los casos, este síndrome se debe a alteraciones metabólicas con polineuropatías secundarias.

SÍNDROME DE RAYNAUD. Conjunto de síntomas que tiene un desarrollo típico en tres fases: isquemia (dedos blancos, fríos e insensibles), cianosis (vasodilatación de los capilares y vénulas, que se llenan de sangre pobre en oxígeno), rubor (el espasmo arterial desaparecido causa hiperemia, hiperhidrosis y dolor). Estos fenómenos aparecen preferentemente en los puntos anatómicos en los que se encuentra una red capilar arteriovenosa (por ejemplo, en las extremidades y demás acras, los dedos de las manos y los pies o la punta de la nariz). El cuadro clínico puede presentar incluso ulceraciones en las puntas de los dedos de las manos y los pies. Menos frecuentes son la gangrena (digitus mortuus) o la acroosteolisis.

SÍNDROME DE SJÖRGEN. Enfermedad que afecta a las mujeres, sobre todo a lo largo de la menopausia o en caso de debilidad de los ovarios. Se desconoce la causa de esta enfermedad, que va acompañada de alteraciones excretoras glandulares con elevada sequedad de la piel y las mucosas.

SÍNDROME DEL COLON IRRITABLE. Colon irritable, alteración intestinal sin causa orgánica definida que afecta con mayor frecuencia a las mujeres.

SÍNDROME DEL TÚNEL CARPIANO. Síndrome de compresión del mediano. Se trata de una alteración de la función de la rama terminal del nervio mediano a la altura del túnel carpiano de la muñeca, debido a la presión, con la subsiguiente hipotrofia de la eminencia tenar.

SSRI. Sigla inglesa de INHIBIDORES DE LA RECAPTACIÓN DE LA SEROTONINA, antidepresivos.

SUBCUTIS. Conjunto de capas localizadas debajo de la propia piel.

SUPINACIÓN. Rotación externa de los antebrazos o las pantorrillas alrededor de su eje longitudinal (contrariamente a la pronación).

T

TAI-QI-QUAN. Forma de boxeo chino con un contrincante ficticio, tipo de lucha o gimnasia.

TANINO. Sustancia para curtir.

TAQUICARDIA. Frecuencia cardiaca aumentada. En una persona adulta se habla de taquicardia si la frecuencia ventricular es de 100 latidos o más.

TCA. Abreviatura inglesa de ANTIDEPRESIVOS TRICÍCLICOS.

TENDERPOINTS. Puntos topográficos bien definidos, localizados en ambas mitades del cuerpo, que se encuentran en los orígenes de determinados músculos y tendones, así como en algunas articulaciones. Por lo general, la mayoría de los 18 *tenderpoints* definidos sólo suelen ser dolorosos a la presión en las personas que padecen el síndrome de fibromialgia.

TENDINITIS. Inflamación dolorosa de los tendones que provoca alteraciones degenerativas en las fibrillas tendinosas. También se puede producir una necrosis o una calcificación.

TENDOMIOGELOSIS. Modificación de las características de la musculatura por reflejo, que se produce debido a un efecto de bloqueo. Puede existir aumento de la tensión muscular (tendomiopatía hipertónica) o bien tensión muscular disminuida (tendomiopatía hipotónica).

TENDOVAGINITIS. Inflamación y engrosamiento del tejido fibroso de las vainas de los tendones.

TINNITUS. Zumbido y ruidos en los oídos, percepción molesta de sonidos. Pueden percibirse como ruidos musculares o articulares próximos al oído, o bien como vibraciones. Percepción de ruidos sin que exista estimulación de los oídos, y percepción de los ruidos del propio cuerpo, que también pueden ser percibidos por otras personas.

TOMOGRAFÍA POR RESONANCIA MAGNÉTICA NUCLEAR (TRM, RMN). Técnica de diagnóstico por la imagen que se utiliza para diagnosticar diferentes enfermedades. El principio de esta técnica se basa en el giro de los núcleos de los átomos de hidrógeno (giro nuclear).

TONO MUSCULAR. El tono muscular es el estado de tensión del músculo en estado de relajación, que entre otras cosas, permite la posición erguida del cuerpo humano.

TRAPECIO. Músculo trapecio, situado entre el occipital y la escápula.

TRAUMA. Lesión por efecto de la violencia sobre el cuerpo y/o la psique. Por ejemplo, traumas craneoencefálicos, fracturas de huesos o politraumas como consecuencia de accidentes.

TRIGGERPOINTS (puntos gatillo). Endurecimientos musculares bien palpables, en la mayoría de los casos funiformes. Son característicos del llamado síndrome de dolor miofascial. Si se estimulan los *triggerpoints,* se produce un dolor irradiante o una contracción muscular definida.

TROCÁNTER. Prominencia ósea en la zona de transición hacia el cuello del fémur, en dirección a la diáfisis (trocánter mayor).

TROMBOSIS. Coágulo en un vaso sanguíneo que puede provocar la obturación parcial o total del vaso en cuestión. Las trombosis se producen frecuentemente en las extremidades inferiores. Las trombosis en las venas localizadas a mayor profundidad (tromboflebitis) causan menos molestias que las trombosis venosas superficiales, pero el peligro de embolia es mayor.

Existen tres factores determinantes para que se produzca una trombosis: alteración de la estructura de la pared del vaso sanguíneo, cambio en la hemodinámica y modificación de los componentes sanguíneos (tríadas de Virchow).

U

ÚTERO, MATRIZ. Órgano muscular hueco en forma de pera que está situado en el centro de la pelvis inferior de la mujer, es decir, entre la vejiga y el recto.

VB. Abreviatura del meridiano de la vesícula biliar.

VEJ. Abreviatura del meridiano de la vejiga.

VEJIGA IRRITADA. Estado de irritación de la vejiga acompañado de hipertonía, tenesmo y elevada frecuencia de micción. Puede producirse, por ejemplo, en caso de inflamaciones o radioterapia endovesical. También puede deberse a una alteración vasoneurótica o una vejiga fibrosa.

VELOCIDAD DE SEDIMENTACIÓN GLOBULAR (VSG). Denominada también VELOCIDAD DE SEDIMENTACIÓN ERITROCITARIA (VSE). Medida de la velocidad con que los eritrocitos sedimentan en la sangre, es decir, en sangre no coagulable. Cuando existe algún tipo de inflamación, o si se padece tuberculosis o cáncer, entre otras afecciones, la velocidad de sedimentación globular puede ser anormalmente elevada.

VENAS COMITANTES. Venas acompañantes.

VIH. Sigla del VIRUS DE INMUNODEFICIENCIA HUMANA.

VIRUS DE EPSTEIN-BARR. Virus que causa infecciones a lo largo de toda la vida del paciente, en la mayoría de los casos sin molestias, y desempeña un papel importante en la enfermedad de Pfeiffer (angina linfática), así como en otras enfermedades del sistema linfático.

VIRUS DE INMUNODEFICIENCIA HUMANA (VIH). El VIH, agente transmisor del sida (síndrome de inmunodeficiencia adquirida), pertenece a la familia de los retrovirus.

VITAMINA B. El grupo de la vitamina B incluye las siguientes vitaminas: B1 (tiamina), B2 (riboflavina), B3 (niacina), B6 (piroxidina), B12 (cobalamina), ácido fólico, ácido pantoténico y biotina (vitamina H). El aporte suficiente de vitamina B tiene gran importancia para numerosas funciones vitales, orgánicas y metabólicas. El déficit de vitamina B puede provocar falta de apetito, irritabilidad, cansancio, alteraciones del sueño, problemas dermatológicos, alteraciones cardíacas y circulatorias, así como alteraciones nerviosas funcionales y de la capacidad de rendimiento cerebral.

VITAMINA C. Antioxidante. La vitamina C beneficia y fortalece el sistema nervioso, las funciones de defensa inmune, el metabolismo de los lípidos, las hormonas y la activación de enzimas, la formación de colágeno en el tejido conjuntivo y la digestión. Además, la vitamina C protege el organismo de los metabolitos propios que pueden ser perjudiciales para las células (radicales libres). En los vasos sanguíneos, evita la formación excesiva de lípidos y protege el organismo frente a las toxinas ambientales y alimenticias.

Y

YERSINIA. Género de bacterias en forma de bastoncillos que pertenecen al grupo de las enterobacterias y se encuentran en las vísceras de los seres humanos y de los animales. Estas bacterias pueden provocar diferentes enfermedades, como por ejemplo la peste (a través de *Yersinia pestis*) o inflamaciones en la cavidad abdominal (yersiniosis enterales por *Yersinia enterocolítica* y *Yersinia pseudotuberculosis*).

Z

ZUMBIDO EN LOS OÍDOS. Ruidos en los oídos. Tinnitus.

CONTACTOS PARA AFECTADOS E INTERESADOS

Dr. Johann A. Bauer
Secretariado (información, horas de visita y operaciones)
e-mail: *office@fms-bauer.ch*
Internet: *www.fms-bauer.com*

SFM-Alemania y Austria
e-mail: *office@fibromyalgie-patientenhilfe.de*
Internet: *www.fibromyalgie-patientenhilfe.de*

SFM-Italia
Secretario internacional Sr. Federico Berna
e-mail: *info@fms-bauer.it*
Internet: *www.fms-bauer.it*

SFM-Francia
e-mail: *egloffetienne@free.fr*

SFM-Israel
e-mail: *adva_g@012.net.il*

SFM-España
e-mail: *florianhernandez2004@yahoo.es*

Visite nuestra página web *www.fms-bauer.com* sobre el síndrome de fibromialgia, los síntomas, las posibilidades de diagnóstico y mi nuevo método terapéutico. En esta página web puede bajarse artículos, consultar las estadísticas sobre el éxito en los pacientes tratados hasta ahora y leer las historias de otros pacientes. En la web encontrará preguntas y respuestas sobre la fibromialgia y la posibilidad de contactarnos por e-mail. Pida por e-mail el prospecto de información gratuito para pacientes e infórmese sobre el síndrome de fibromialgia, los puntos de acupuntura, el dolor de cuadrantes y la intervención quirúrgica en los cuadrantes de dolor.

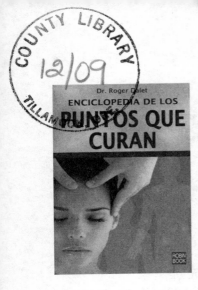

ENCICLOPEDIA DE LOS PUNTOS QUE CURAN
Roger Dalet

Un magnífico compendio de un saber milenario, ahora al alcance de Occidente.

Una guía precisa que describe muchas de las enfermedades y trastornos más corrientes y muestra las zonas de nuestro cuerpo que debeos manipular para obtener un alivio casi inmediato.

Gracias a sus sencillas explicaciones y a la gran cantidad de imágenes que las ilustran, usted dará con el remedio más adecuando en cada momento y logrará mantener en buenas condiciones su bien más preciado: la salud. Remedios para las anginas, amigdalitis, enfermedades oculares, vértigo, obesidad, diabetes, estreñimiento, cólicos, impotencia, bronquitis, asma, trastornos menstruales, etc.

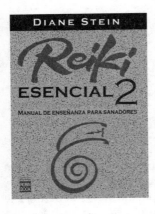

REIKI ESENCIAL 2
Diane Stein

La autora más reconocida mundialmente en la enseñanza del Reiki nos da las claves para comprender cómo se transmite esta energía universal.

Con este segundo volumen que complementa al primero, esta reconocida especialista se ha propuesto clarificar las cuestiones más prácticas para todo aquel que quiera convertirse en un profesional de esta disciplina.

Reiki esencial 2. Manual de enseñanza para sanadores proporciona al alumno las herramientas necesarias no sólo para iniciar la práctica de esta disciplina, sino también para establecerse en la misma y aumentar su eficacia.